校园文化品牌建设新视野

——以滨州医学院"三个校园"建设为视角

李文喜　张玉龙◎著

U0194037

新 华 出 版 社

图书在版编目（CIP）数据

校园文化品牌建设新视野：以滨州医学院"三个校园"

建设为视角 / 李文喜，张玉龙著：北京：新华出版社，2021.1

ISBN 978-7-5166-5631-0

Ⅰ.①校⋯　Ⅱ.①李⋯②张⋯　Ⅲ.①医学院校—校园

文化—建设—研究　Ⅳ.①R-40

中国版本图书馆 CIP 数据核字（2021）第 023555 号

校园文化品牌建设新视野：以滨州医学院"三个校园"建设为视角

作　　者：李文喜　张玉龙

责任编辑：张　谦　　　　　　　　封面设计：中联华文

出版发行：新华出版社

地　　址：北京石景山区京原路8号　　邮　　编：100040

网　　址：http://www.xinhuapub.com

经　　销：新华书店

购书热线：010-63077122中国新闻书店　购书热线：010-63072012

照　　排：中联华文

印　　刷：三河市华东印刷有限公司

成品尺寸：170mm×240mm

印　　张：15　　　　　　　　　　字　　数：215千字

版　　次：2021年3月第一版　　　　印　　次：2021年3月第一次印刷

书　　号：ISBN 978-7-5166-5631-0

定　　价：95.00元

图书如有印装问题，请与印刷厂联系调换：010-89587322

前　言

　　校园文化是学校发展的灵魂，也是凝聚人心、展示学校形象、提高学校文明程度的重要体现。校园文化的建设在高等教育中所扮演的角色越来越重要，品牌化发展毫无疑问已是当前校园文化品牌建设的主流，成为当前大学文化建设的新景观和新现实。品牌化的辨识度标注确认了校园文化建设的特色化发展路径，但是，与现实实践相对应的却是特色的复制和文化个性的消匿。群体化的校园文化建设改变了品牌建构的经验性内容，也构成了快餐式文化打造的症候侵入。我们必须看到，在当前校园文化建设的浪潮中，品牌精神指向的复制化和效仿性问题日益严重，个性特色的文化价值确认也逐渐在问题的重现中退守到文化建设的边缘。我们必须承认，校园文化品牌的建设问题到了必须面对的时候。

　　在这样的校园文化建设语境下，滨州医学院第四次党代会于2017年12月27日胜利召开，在会上，"强化大学文化建设，营造优良育人环境"被确认为滨州医学院在新的起点上改革发展的八大主要任务和重点工作之一。"三个校园"（仁爱校园、活力校园、美丽校园）的建设也拉开帷幕。作为滨州医学院校园文化品牌建设的有效承载，"三个校园"力图破解当前校园文化建设的复制模仿和个性缺失的问题，并以理论与实践相结合的视点来进行路径探索。紧紧围绕学校"一个战略目标、一体两翼战略布局和五个战略支点"的办学定位与发展思路，坚持立德树人根本任务，遵循文化建设和发展规律，以培育和践行社会主义核心价值观为主线，以建设优良校风教风学风为重点，以优化美化校园文化环境为基础，着力打造以"仁爱和善、充满活力、优美雅静"为鲜明特色的校园文化品牌，为学校事业健康持续发展提供强有力的精神动力和文化保障。

在"三个校园"建设过程中，我们结合学校的实际情况以及校园文化品牌的建设规律，形成了具有滨医立场的建设准则：

一是突出育人导向。诚然，校园文化建设的根本旨归在于育人，这是由学校的根本职能所决定。打造校园文化品牌实质上也是在打造校园教育品牌，如何以文化厚实的滋养力和品牌强劲的传播力来实现文化建设与教育教学的良好互动是我们在实践过程中所重点思考的立足点。"以文化人、以艺养心"是文化品牌的建设理念，培根铸魂是我们建设实践遵循的基本思想，培育德医双馨的新时代合格医疗人才是我们的最终目标，这些都紧紧围绕教人育人展开，也是我们"三个校园"文化品牌价值观的终极指向。

二是根植中华优秀传统文化。习近平总书记在纪念孔子诞辰2565周年国际学术研讨会暨国际儒学联合会第五届会员大会开幕会上的讲话中指出："不忘历史才能开辟未来，善于继承才能善于创新。优秀传统文化是一个国家、一个民族传承和发展的根本，如果丢掉了，就割断了精神命脉。我们要善于把弘扬优秀传统文化和发展现实文化有机统一起来，紧密结合起来，在继承中发展，在发展中继承。"同样，我们建设校园文化品牌也不能丢掉中华优秀的传统文化，善于继承才能善于创新，"三个校园"的建设立足滨医文化立场，充分汲取中华优秀传统文化营养，无论是大学生科技文化艺术节还是端午诗会、读书节、"粽香五洲"国际文化交流、"河海情"诗歌朗诵会、诗词大会、经典美文诵读……都标注着滨医视角下的中华优秀传统文化的基因。比如，"三个校园"中为首的"仁爱校园"便是立足于中华优秀传统的儒家文化，儒家思想内容丰富，从个体来讲有仁、义、礼、智、信、恕、忠、孝、悌等德目，其中"仁"排在首位，整部《论语》只"仁"字便提到了109次，可以说"仁爱"是儒家文化核心的核心，仁爱精神是儒家文化的重要特色，具有超越时空的魅力和价值。而"仁爱"所指向的博爱也与医学的精神实质有着默契的吻合。于是，我们的"三个校园"建设着眼于吸纳、融合、汲取中华优秀传统文化资源，并实行创新转换，将传统资源和校本特色有机统一，进一步丰富校园文化建设资源，并以此指导人、教育人、鼓舞人；

三是贴近时代精神。"一个时代有一个时代的主题，一代人有一代人的使命。"同样，校园文化品牌的建设也烙有深刻的时代印记。一个成功的校园文化品牌打造必须能够回应时代的主题，秉承时代的精神，反映时代的文化。所以，滨州医学院"三个校园"文化品牌的建设高扬唱响时代的主旋律，以立德树人为出发点和归宿，贴近校园师生，讲好滨医故事，做好校园文化传承和创造创新。这里面不仅有五千年来国医文化的文脉传承，还有新时代国医文化的创新性发展和创造性转化；这里面不仅沁润着中华优秀传统文化的滋养，还有新时代的奋斗精神的复兴感召和情感汇聚；这里面不仅有文化自信的彰显，也有社会主义核心价值观的映显，还有发展中国特色社会主义文化的凸显。我们善于掌握文化品牌的意识形态主导话语，也勇于探索社会主义文艺发展的校园化凝练，这些都与时代同频共振，也映衬出滨州医学院"三个校园"建设的时代精神指向，生动反映了滨医人的时代担当和创新探索。

四是凸显医学院校特色。既然称之为品牌，那么校园文化建设就需要有辨识度，要有自己的特色。医学是医学院校的根本，滨州医学院的校园文化品牌建设自然也不能脱离医学文化的范畴。那么，文化品牌的建设该如何彰显出滨医的医学特色，这是我们思考的重点，也是"三个校园"建设所呈现的个案价值所在。在具体的实践过程中，我们遵循医学文化的发展规律，深入探寻医学文化的内涵，结合学校"仁心妙术"的校训和几十年来的滨医实践，我们确立了仁爱文化的精神指向。于是，"仁爱校园"作为"三个校园"之首成为滨州医学院校园文化品牌建设的集中映显。仁爱向度的圈定是滨医校园文化的神来之笔，也是多年来累积的文化必然。不仅吻合了国医文化悬壶济世和大医精诚的意象书写，也契合了医学教育仁者爱人、仁心为本的价值指向。应该说，在当前国内医学院校的校园文化建设中，还没有院校像滨州医学院一样旗帜鲜明地提出"仁爱校园"的建设。所以说，滨医"三个校园"的建设也为医学院校文化品牌建设的医学特色彰显呈现了样本价值和探索意义，它能够充分发挥滨州医学院深厚的文化底蕴优势，展现滨州医学院的文化之魅力，体现滨州医学院的办学特色，形成自身独特的文化品牌，传播滨医先进文化，树立良好滨医形象，为滨州医学院各项事业的发展提供文化滋养和智力支持。

基于以上校园文化品牌建设的实践经验总结，我们力图形成较为系统的理论成果，于是，就有了本书的撰写。本书的前半部分主要是理论文献的调研和系统分析，并在此基础上了解医学院校校园文化品牌建设的实践进路和理论研究现状，在此基础上通过分析滨医的历史文化和校园文化品牌建设的内在逻辑和外延特征，试图提出医学院校建设校园文化品牌的理论框架和实践方案。本书的后半部分主要是滨州医学院"三个校园"建设的实践总结，主要汇聚了任务配当表分配的各项建设任务的负责部门的建设情况和经验总结，以宏观与微观结合的视角描摹了"三个校园"建设的概貌，实实在在的经验汇聚也基本囊括了当前医学院校的文化建设的基本项目，并设置了滨医自己的特色亮点，具有较强的实践参考价值。

本书的撰写系统梳理总结了医学院校建设校园文化品牌的实践探索与经验累积，试图建构较为完整的医学院校校园文化品牌建设体系，理论与实践的结合视点与方法探索也为同类型院校的校园文化建设诚信了可供参考得样本。在理论体系的完善建构上，本书也以严谨的理论阐释界定了校园文化品牌等相关概念的内涵，并形成理论样本的路径探讨，这些都为理论体系的完善发挥了积极作用。而本书所重点呈现的"三个校园"品牌建设也为医学院校如何遵循医学文化的建设规律、探寻医学文化品牌建设的特色化路径标注了典型的经验，从"仁爱"到"活力"再到"美丽"的文化建设逻辑线也明晰了医学院校文化品牌的阐释逻辑线，对于同类型文化品牌的层次建构也将具有较好的启发意义。

所以，以此书为载体，我们也愿意和医学兄弟院校一起，共同探索，互相学习，相互进益，从医学的本体探寻符合自身特色的校园文化品牌建设路径，精妙创意，精心筹划，精准实施，精工建设，精品呈现，为医学院校校园文化品牌建设水平的提升贡献个体力量。在此，也诚挚欢迎各位专家、学者、同行的批评指正，让我们不断完善，不断改进，不断追求，为建设优势突出、特色鲜明的高水平医科大学贡献文化力量。

编者

2020 年 6 月 10 日

目　录
CONTENTS

第一章 缘起：医学院校校园文化品牌建设的背景与理念

第一节 医学院校校园文化品牌的建设：作为命题的提出

校园文化的概念最早是由美国社会学家华勒，美国利物浦大学哲学博士、台湾师大教育研究所所长林清江先生提出的。在大陆，校园文化作为概念最早是在1986年4月上海交大举行的第12届学代会和1986年5月由共青团上海市委学校部召开的"校园文化理论研讨会"上提出的。到20世纪90年代末，人们关于校园文化概念的认识先后出现了"课外活动说""第二课堂说""氛围说""学校准文化说""规范说""校园精神说"等六种主要观点。自20世纪末以来，人们对于校同文化概念的认识不断加深并趋于成熟，"品牌说"渐如大众视野。这个原本是商业营销和广告宣传的专业词汇不断与校园文化进行理论与实践上的黏合，形成了校园文化建设的全新方向。

那么，校园文化有没有可能形成一种品牌，答案显然是肯定的。如果没有品牌指向，那么校园文化的建设很难形成具有辨识度的特色化区分，如果不能够形成特色，作为学校精神魂魄的文化建构不仅对于提升育人水平没有实际意义，而且还会偏离了文化育人的主旨方向。所以，虽然品牌更多地是偏重于经济价值属性的专业术语，但是对于校园文化同样能够产生具有黏合性的适应价值。只不过，校园文化品牌与商业品牌所产生的价值属性有所区分，商业品牌更为注重的是经济效益，而校园文化品牌则更为注重社会效益。当前，诸多高等院校和中小学纷纷提出了打造校园文化品牌的目标，并在实践上进行了卓有见地的实践。但是，相应的问题也出现，千校一面的建设面貌、脱离特色的品牌确立、急功近利的建设诉求、理论与实践脱节的建设模式让校园文化的建设偏离了方向。实践的偏离也直接导致了相关理论研究的错位。有相当一部分研究成果与其说是理论研究不如说是工作总结。所以，关于校园文化品牌研究亟须确立完善的理论建构体系，打通文化品牌与学校特色的内在逻辑关联。

与此相应合的是，从更为宽广的背景方面考量，校园文化建设也成为时代发展合教育走向的必然。党的十九大报告指出："文化是一个国家、民族的灵魂。文化兴国运兴，文化强民族强。"中共中央、国务院发出的《关于进一步加强和改进大学生思想政治教育的意见》也强调，大力建设校园文化是拓展新形势下大学生思想政治教育的重要途径。[①]2010年7月29日发布的《国家中长期教育改革和发展规划纲要（2010-2020年）》提出高等教育要优化结构办出特色，这指明了高等教育的发展要走特色办学之路，要加强校园文化建设。国家层面的关注合指向为校园文化品牌的建设提供了政策基础合导向启示。打造好校园文化品牌也成为践行时代精神，落实重要指示的有效路径。

而从遵循教育发展规律的视角审视，校园文化品牌的建设也是教育发展的必然要求。因为教育本身就是一种文化传承的公益性事业，离开了文化，学校即使现代化程度很高，也像无源之水、无本之木，缺少根基和魂魄，没有教育本有的价值呈现。所以，校园文化是高校的精神和灵魂，是高校赖以生存和发展的重要根基，是高校核心竞争力的重要组成部分。

再从教育管理的角度来看，文化管理是最高境界，也是管理者的最高追求。文化立校，特色育人将成为学校可持续发展的源泉和动力，也必将成为办人民满意教育的重要标志。所以，加强校园文化建设，努力构建富

---

① http://www.moe.gov.cn/s78/A12/szs_lef/moe_1407/moe_1408/tnull_20566.html：教育部官方网站，中共中央国务院发出《关于进一步加强和改进大学生思想政治教育的意见》。

有文化内涵、时代风格和学校特色的优秀校园文化品牌，对增强广大师生的凝聚力，对形成良好的校风教风学风，对提高人才培养质量和办学水平，对促进优质教育建设都具有重要的意义。

综上所述，校园文化是师生精神风貌、思维方式、价值取向和行为规范的综合体现，可以说校园文化是一所学校内涵发展的具体体现，也是一所学校综合实力的反映。加强校园文化建设，既是构建和谐校园的需要，更是提升学校内涵、促进学校可持续发展的重要途径。[①] 于是，校园文化品牌的建设作为问题的提出便有了时代语境、理论基础和话语指向以及内在旨归。那么，既然是品牌建设，那么，相应的特色和辨识度也需要重点考量，从类型学角度来审视，学校校园文化品牌的建设应该遵从类型化特色，根据不同学校的不同文化特点来建构和确认符合自身实际情况的品牌。而本书所研究的医学院校校园文化品牌建设便是直面校园文化品牌建设的探索样本。山东省应用型人才培养特色名校滨州医学院为进一步加强大学文化建设，传承创新学校优良传统和"滨医精神"，打造校园文化特色和品牌，提升学校的文化品位和文化"软实力"，根据学校文化建设总体规划和重点工作安排，开展了"仁爱校园、活力校园、美丽校园"建设活动。不难看出，滨州医学院"三个校园"的建设基点是特色和品牌，这也印证出该品牌建设创意的科学性，它没有盲目地跟时髦寻求快速的品牌建设效果，而是着眼于学校的历史发展特色和当下的品牌效应积淀，这也让它具有非常好的样本意义，对于医学院校校园文化品牌的特色化和类型化建设探索了良好的样本启发与典型借鉴，对整合育人资源、拓宽育人渠道、强化育人效果、提升学校品位将具有重要作用。

第二节 医学院校校园文化品牌建设的理念

当前，校园文化品牌的建设属于大学文化建设的框架范畴，也是大学

---

① http://www.jnsyzx.cn/display.asp?id=930：江南实验中学官方网站，安师大孙德玉教授来我校做校园文化建设专题报告。

文化建设理论框架的具体践行。大学文化建设整体着眼的还是大学理念，这是大学文化建设无可规避的阐释重心和理论基础。所以，医学院校校园文化品牌的建设理念归根结底还要建立在大学理念的探讨上进行。

（一）引导性

大学理念在教育的具体实践中要有一定的超前性，最起码不能落后于教育实践，否则，指导意义便无从说起。所以，校园文化品牌的建设要具有一定的文化高度、思想深度和情感温度，而这一切，都需要其本身的指导性体系的确认。在具体的效用发挥过程中，校园文化品牌也只有实现思想上的超前，才能够为学校的发展指明前进的方向，并形成强劲的软实力支撑。如果说大学精神是在日积月累的历史积淀中形成的文化底蕴，那么，大学理念则是灌注大学精神理念与教育思想的指针，以此而形成对师生的持续引领，大学理念是建立在文化精神基础之上的思想引导。它的引领属性具有超前性、预判性和指定性的特征，这些都决定了医学院校校园文化品牌建设的理念，不能圈定于当前的校园文化发展认识，而是需要具有一定的超越性，跳出当前性的拘束而体现出一定的前瞻思维和预判意识，最终形成对未来文化发展的总结性特点。

（二）实践性

大学理念的本质属性归属于精神层面，它能够对大学文化的建设产生指导作用，而实践则是从精神到实际之间的有效架连。这也决定了校园文化品牌以文化人教育方式的非说教性的定位。与传统的说教教育相比，校园文化品牌强调潜移默化的育人功效，更多地是着力于情感共同和心理共鸣。而其强调的着力点则需要实践的推进。首先，校园文化品牌的建设需要实践，只有通过实体化的品牌项目建设才能够发挥品牌效应。其次，师生要使大学理念以及校园文化品牌发挥效应，也必须通过言行举止的实践来指导自己，发挥文化品牌的本有张力。

当然，医学院校校园文化品牌的建设实践需要遵从一定的实践规律，这是与文化建设理念相协调的具体策略规整和前提规约，具体如下：

1. 单体建设方式

单体建设是校园文化建设实践最为常见的方式，主要是指学校进行某个单体工程项目的建设来形成集约的品牌形象。比如，学校建设特色班，或者特色教室，或者建设文化长廊，等等，都属于文化实践的单体建设方式。这一实践方式的优势是能够再最集约的时间以集中的人力、物力和财力来实现较为快速的效果呈现，这也是当前大部分学校在校园文化建设上选择这一方式的重要原因。但是，这一方式的劣势也很明显，由于其个体化的单体呈现缺乏体系构成，无论是品牌的持续性延伸和效应性凸显都稍显弱势，往往难以形成集群效应，对理论体系的建构关照更是无从谈起。

2. 联合借用方式

联合借用是指学校与校外资源或者兄弟院校联合建设的品牌建设方式，强调双方资源的集中与汇聚。该方式的主体结合一般为地方职能部门或者企事业单位与学校强强联合共建基地或者文化场馆项目。这一实践方式的优势是能够较为充分地发挥资源效益，进一步提升校园文化品牌的开放性，强化品牌的社会影响力，能够最大效度的节约学校资源付出；但是这一方式的劣势也很明显，最大的问题就是特色化的精准定位，未必能够体现出学校的特色和类型特征，在育人的稳定性方面也有待考量。

3. 融合汇聚方式

融合汇聚方式是指学校积聚自身资源，适当引入外部资源，但主要是学校的内部资源协同打造品牌元素构成体系。这是当前文化品牌最为优化的实践方式，对品牌的创新性建构具有很好的保障作用。比如，本书的研究对象滨州医学院"三个校园"建设便是融合汇聚方式的代表样本。这一品牌文化的打造立足于学校数十年历史发展的文化底蕴，结合学校医学类型的特色，找准以仁爱文化作为该品牌的精神内核和有效的辨识度，同时，规避单一个体的项目建设和较大以来外部资源的建设模式，协同联合校内各个部门力量集体发力，让校园文化品牌的建设更接地气，更具有普适性特征。当然，值得肯定的是这一文化品牌的建设并没有以单独的仁爱校园为品牌建构内容，而是汇集美丽校园和活力校园建构起完整的校园文化品牌构成体系，形成过往、当下与未来的完整的脉络进度和时间走向，让品牌打造更具有完备性特征。当然，"三个校园"的建设基础是学校各部门汇聚的资源，于是，在顶层设计上学校对具体的建设内容以类型元素的细分视角进行分门别类的划定，并按照主体责任部门的界定落实到位，对校园文化品牌的建设对劲确立了较好的政策机制保障，也较好地探索了校园文化品牌建设实践的创新路径，为融合汇聚实践方式提供了典型样本的注解，也为校园文化品牌建设的提档升级进行了富有借鉴意义的创新尝试，是整个品牌建构体系的有效支撑和具体践行。

（三）个性化

不同的高等学校在自身的实践发展过程中都会形成不同的风格传统和文脉传承，并能够形成薪火传承的代际性文化特征。所以，在大学理念的总结上也会形成区分性较好的个性化特征，这是大学理念的本有意义。当然，在具体的实践中，诸多大学理念虽然在文字的表述上略有不同，但是千校一面也是不争的事实。所以，个性化成为高等院校校园文化品牌建设的指向性标准规则。在实际建设过程中，医学院校该如何彰显医学文化特色，打造与众不同的品牌辨识度，如何将医学的科技属性与人文情怀有效统筹，如何凝练出代表学校师生行为举止和内在思想的文化核心点……这些都是校园文化品牌建设所应该着力的理念考量。所以，判断一所高校的文化建设水平，相当程度上个性化文化体系的建构会发挥比较重要的作用，也是校园文化品牌建设的重要理念。

第三节　研究目的、对象、方法及价值

一、研究的目的

本书重点探讨的是医学院校校园文化品牌建设的研究，通过滨州医学院"三个校园"文化品牌的建设实践，为解决当前医学院校校园文化品牌建设存在的问题提供个案探索和借鉴，目的是通过个案呈现和经验探讨来形成医学院校校园文化品牌建设的理论体系和实践路径总结，这对于提升当前国内医学院校大学文化建设水平具有积极意义。

具体而言，本书的撰写拟着力重点解决以下三个问题：

（一）解决地方医学院校校园文化品牌建设的理论建构问题。

理论是科学研究的主要目的，也是科学研究的起点。[①]因为理论呈现的是系统性的新知识，它不仅总结现实，而且还能够解释现实，并在这个基础上对现实实践的发展做出新的探索和预判。所以说，理论不仅能够完善科学研究的体系构成，还能够对现实世界形成富有积极意义的指导。

近年来，随着我国高等院校大学文化建设的大规模开展，与医学院校校园文化品牌建设相关的研究成果也应出现。这是值得肯定的，应该从理论视角对建设实践进行了跟进和关照。但是，遗憾的是，这些理论研究成果并没有充分发挥理论对实践的指导作用，对理论建构与实践发展之间的内在关联和外在链接也没有进行富有学理逻辑的梳理。尤其是医学院校的校园文化品牌建设经验呈现并不充分，因此，医学院校校园文化品牌建设亟须理论建构的研究。

当然，理论建构的欠缺还在于问题提出的薄弱，所以，我们在撰写该书中着力于坚持问题导向意义，注重对于校园文化品牌建设实践中的医学特色问题进行发现、梳理和分析，并进行较为系统的归纳和概括，以此较好呈现医学院校校园文化建设的理论命题，通过现象描述、问题探讨和对应策略来促进理论建构的形成。

（二）解决医学院校校园文化品牌建设的实践策略应对问题。

理论指导实践，但是实践反过来可以丰盈理论的建构维度。我们在本书撰写中并没有仅仅局限在理论基础的建构，而是借助滨州医学院"三个校园"文化品牌建设的契机，探索符合理论科学性指导的实践策略。在具体的研究过程中，我们以滨州医学院重点推行的"三个校园"文化建设为

---

① 秦宇：《描述现象、提出问题、建构理论》，《旅游导刊》2017年第1期。

抓手，总结探索实践经验，协同推进项目建设，以理论指导实践，以实践验证理论，在此基础上，试图解决当前医学院校校园文化品牌建设中的问题，比如重复性强、缺乏特色化等问题，并针对这些问题呈现进一步的应对策略分析。

（三）解决医学院校校园文化品牌化发展的问题

品牌化发展是校园文化建设的必然方向，也是文化建设规律的内在要求。对于医学院校而言，也应该与医学发展的精英华和严谨性相对应，而形成全新的文化品牌展现。当前，医学院校在校园文化品牌化的建设方面存在最重要的问题就是医学文化话语的遮蔽和文化建设类仿性和趋同性的提升。就大部分医学院校而言，在确立自身文化体系的时候并没有进行协同化系统化统筹，品牌化的着力点往往不是自身的医学文化属性，而是考量的是普遍性文化特征；在考量医学文化属性的过程中有无法与学校自身的发展历史和发展相互融合凝练，最终无法形成贴近性强的品牌辨识度。所以，本书在编写过程中，着力于解决现实实践中存在的品牌化问题，建立医学文化呈现的逻辑起点，协同自身发展特色与医学文化特点，确认标注典型辨识度的文化品牌建立体系，这也是本书重点解决的问题。

二、研究对象

1.针对"三个校园"文化品牌建设的实际情况进行调研。结合各部门推进的具体工作，以书面材料汇总、问卷调查、座谈会、个体访谈等方式方法对滨州医学院"三个校园"项目建设的实际情况进行深入了解、分析、总结，获得翔实的第一手资料，在此基础上，明晰医学院校校园文化品牌建设的现状特点以及运行规律，并选择具体的具有代表性的单体项目工程进行深入调研，摸清这些具体项目再建设过程中存在的问题，尤其是对解决这些问题的应对策略进行深入细致的研究。

2.从品牌化视角全面评估具体项目建设的实际情况，并分别总结分析存在的问题以及原因，从品牌指标和元素构成分别对应项目实际建设过程中存在的问题以及解决措施，初步建构其品牌化建设的模型元素，对"三个校园"文化建设的品牌体系构成进行必备元素和初级指标的划分和建构。

3.完成项目建设的品牌化体系的基本元素构成，并依据这些元素构成进行分别深入阐释，全面介绍滨州医学院以"三个校园"建设为抓手探索地方医学院校在校园文化品牌打造上所探索的宝贵经验，并阐释其实践与理论的双向互动。在这个过程中，继续进行二次深入调查，访谈相关个体，对师生代表进行问卷调查，举行主体座谈会，进一步了解、验证问题并进行相应的修改和补足。

4.进一步完善医学院校校园文化品牌的建设体系，包括对品牌的内涵、文化形态的外延等建设内容。在此基础上，我们力图较为系统、深入地分析文献资料以及一线建设材料，试图从中发掘、分析、找寻材料中蕴含的相应的理论与实践互动元点，并以此为视角，及时关注项目建设的前期顶层设计、具体实施规划以及品牌的延进性，尤其是关注医学院校校园文化品牌的效应持续性建构，进一步总结完善医学院校校园文化品牌建设理论的内容体系。

三、研究方法

研究方法是研究成果全面性、系统性和科学性的有效保障。在宏观研究方法的引用上，我们力图有所创新突破，既规避以往部分研究成果工作总结式的文献资料呈现，又回避单纯的理论阐述和探讨。因为校园文化品牌的建设更多地属性在于实践性，虽然需要理论的指导和总结，但是，现实实际情况的发展与探索才是项目文化价值意义的所在。所以，在宏观的研究选择上我们力求理论梳理与实践探索相结合，以理论阐释贯通实践逻辑，以实践探索印证理论总结，以此形成富有新意的医学院校校园文化品牌理论体系的研究架构和文化品牌现实实践的探索。

在微观的研究方法上，采用以下具体研究方法：

1.文献调研法：根据课题研究的目标任务和具体内容，通过网络、图书、报刊等途径，收集相关文献资料，并进行较为系统的分析，梳理与医学院校校园文化品牌建设相关的历史发展和实践应用，并组织书稿编写组成员学习、了解相关研究进展，明晰相关理论的运用，以确保书稿撰写的创新性和区分性。

2. 实地调查法：通过实地调研，了解部分具有代表性的医学院校校园文化品牌建设的具体情况，同时，及时把握滨州医学院"三个校园"文化品牌建设的最新进展，通过实地了解，确立书稿撰写的现实指向性和针对性，以便形成较为客观的理论呈现。在具体的研究过程中，我们注重对具体的建设承担部门的实施进行资料收集，了解品牌建设存在的问题及经验总结，为具体的理论阐释奠定了较好的基础。

3. 访谈法：通过个体访问或者多人座谈的方式，进一步精准了解滨州医学院"三个校园"分项目实施的差异情况，并呈现口述经验，进而为理论文稿的撰写提供一手材料，为理论文稿的形成奠定资料基础。同时，在文稿形成后对相关专家进行个案访谈，可以校验研究过程的科学性，检验"三个校园"文化品牌建设的效果，及时调整研究方案，改进研究方式，形成经验成果。在具体的研究中，我们力图遵循定性研究的基本原则，在类型上我们选择具体的问答式访谈和知情人访谈的具体方法，以期收集较为客观的第一手材料。

4. 比较研究法：运用比较研究方法对多所医学院校的校园文化品牌建设进行系统的比较研究，同时对具体的设计方案进行比较分析，以期保障研究的全面性和客观性，形成书稿社会影响力的可持续发展。在比较的向度上，我们既强调横向的多实体对比，也强调纵向上的自身对比，由此而形成较为严整的对比研究体系。

四、研究价值

（一）学术价值：以"三个校园"的视角确立医学院校校园文化品牌建设的课题，试图以问题呈现和理论建构的方式，系统总结医学院校校园文化品牌建设的体论体系，以文本形式梳理医学院校校园文化品牌建设的具体路径和策略，可以进一步完善医学院校校园文化建设的理论体系，并在研究方法和范式上尝试新的实践项目与理论建构联动发展的策略路径，提炼较为新颖的研究观点和内容，进而在研究视角、研究方法、研究内容等方面内容进行创新探索，对于进一步补足相关理论的研究盲点，丰富跨学科视阈下的研究方法融合，提高理论研究的现实指向性都具有较好的理论价值。

（二）实践价值：本书以滨州医学院校园文化建设的实体项目"三个校园"建设为抓手，试图通过具体的实践推进验证医学校园文化理论的科学性，总结医学院校校园文化建设的创新路径策略，呈现具有学校特色的文化品牌建设范式。通过深入系统的研究，可以有效厘清医学院校校园文化品牌建设的一些实际问题，比如文化品牌的建设理念，分类型和特色化的建设策略，这些对于具体的实践都具有较好的指导意义。研究成果的呈现可以为国内同类型高校的品牌化校园文化建设提供借鉴样本，对于进一步提升医学院校的特色文化建设和文化育人水准，具有重要的实践意义。

第四节　相关概念的内涵界定

一、品牌

广义的"品牌"概念是指具有经济价值的无形资产，用抽象化的、特有的、能识别的心智概念来表现其差异性，从而在人们的意识当中占据一定位置的综合反映。

狭义的"品牌"是一种拥有对内对外两面性的"标准"或"规则"，是通过对理念、行为、视觉、听觉四方面进行标准化、规则化，使之具备特有性、价值性、长期性、认知性的一种识别系统总称。这套系统也称之为"CIS（corporate identity system）体系"。

需要注意的是品牌概念的界定对品牌实践也规约了理论边界。一是品牌建设不是一蹴而就的过程，而是具有长期性；二是品牌要具有相当的辨识性，如果没有特色化的区分，就不是成功的品牌建造；三是品牌建设的前提是特色化，只有以特有性为基础的建构才是真正的品牌化建构。四是品牌是一种综合性体系，不仅是视听觉该处，还包括行为举止和文化理念，这些都决定了品牌的实践约定性。

二、校园文化

"校园文化"的概念界定目前已有较为丰富的成果，诸多学者仁者见仁，智者见智，纷纷提出了自己的观点。比如，百度百科对这一概念有着明晰的界定："校园文化是以学生为主体，以课外文化活动为主要内容，校园文化建设是以学生为主体，校园为主要空间，涵盖院校领导、教职工在内，以校园精神为主要特征的一种群体文化。"[1]

安师大教育学院孙德玉教授在江南实验中学做题为《文化立校铸品牌特色育人谋发展——关于校园文化建设的若干思考》的专题学术报告中，对校园文化的定义进行了专门界定，校园文化是一个学校长期传承下来的思想观念、学术精神、价值观、思维习惯、人文传统、制度建设等各种要素的总和。[2]

校园文化是体现一所学校办学理念、精神和风气的一种群体性文化，是在长期的办学实践过程中积淀而成的育人条件、历史传统和校园氛围等物质因素和非物质因素的总和。[3]

张德、吴剑平则在其专著《校园文化与人才培养》一书中进一步把校同文化界定为"在一个学校范围内，在长期育人过程中形成的独特的价值观念、社会心理、审美情趣、思维模式、行为方式以及与此相关的校风学风，是指学校全体师生员工在长期办学过程中形成并共同遵循的最高目标、价值标准、基本信念和行为规范"。同时，也有学者认为高校校同文化是高校师生根据经济社会发展的需要在长期的教育教学实践过程中通过学校

---

[1]　校园文化：https://baike.baidu.com/item/ 校园文化 /750826?fr=aladdin

[2]　http://www.jnsyzx.cn/display.asp?id=930：江南实验中学官方网站，安师大孙德玉教授来我校做校园文化建设专题报告。

[3]　汪伟彪：《农村学校校园文化建设的现状与对策》，《甘肃教育》2013年第16期。

各个层面所创造、积累并共享的，以反映师生共同信念和追求的校园精神为核心，具有高校校园特色的一切物质形态、精神财富及其创造形成过程。

综合以上概念探讨，不难发现校园文化的内涵确认和外延边界。校园文化是大学人在大学校园各项活动过程中所共同营建，并通过理想信念、价值取向、群体行为、生活方式、舆论风气、校园景物环境等所蕴含、表达或体现出来的一种层次较高的精神品质。再具体的理解上可以从以下几个方面切入：

第一，它的内涵包含三个层次：物质文化、制度文化和精神文化。这三个方面建设得全面、协调、完善，将为学校树立起完整的文化形象。第二，它是一种群体性文化，是校园物质形态、精神财富和行为方式的总和。第三，校园文化形成是一种长期性的过程，需要一定周期的精神沁润，不能急于求成和急功近利。第四。校园文化的形成机制是一种互动机制，一方面，学校文化的延续需要一定的承继性，也就是需要代代师生薪火传承而形成精神的延续性，这样的延续主体是校园师生；另一方面，学校的文化延续性有对师生形成思想的熏染和行为潜移默化的行为约成，两者之间是有效的互动关系，校园文化建设比较成功的都是文化传承性和互动性比较好的高校。

三、校园文化品牌

经由以上概念的探讨，我们可以形成对校园文化品牌概念的界定。校园文化品牌是指一所学校经过数代师生的共同努力而形成的具有一定辨识度、特色型和影响力的在校园文化建设实践过程中积淀而成的育人条件、历史传统和校园氛围等物质因素和非物质因素的总和。

深入了解这一概念，还需要从以下几个方面把握：第一，校园文化品牌不是单一的项目或者某一个方面，而是多个方面的集成。比如一个优秀校友或者一位全国名师都不足以形成校园文化品牌，他们需要吻合全校的整体文化特征而要做一个阶段的类型集成才可以称之为品牌。第二，校园文化品牌要有一定的影响力和辨识度，如果没有区分于其他学校的文化元素和特有方面，而且没有形成一定的社会认知度和美誉度，也不可以称之为校园文化品牌。第三，校园文化品牌要体现反映师生共同信念和追求的校园精神，代表他们的根本利益，于师生价值观念和价值取相项违背的不能够称之为品牌；但是品牌还需要体现出引领性的特征，代表不等于迎合，文化的先进性还需要体现。第四，校园文化品牌的建设根植于长期建构积淀并形成的校园精神，所以具有一定的周期性，所以，校园文化品牌的建构需要遵循两个路径：一是对校园文化历史的传承与延续，以拉伸校园文化品牌建设的时间长度，增强品牌的历史厚度；而是要进行创造性转换和创新性发展，要与时俱进，在传承的基础上体现时代性的特征，并进行延伸发展。

所以，校园文化品牌有以下特征：一是互动性。校园文化品牌不是单一的独立存在，也不是曲高和寡的阳春白雪，校园文化是社会整体文化的一部分，它需要体现出时代性的嵌入、社会性的适应和效用性的互动，只有文化主体与文化接受之间形成融洽的现实互动，校园文化品牌才具有存在的意义。二是渗透性。文化是学校发展的软实力，所以在传播接受上要避免硬性化，文化品牌的建构更加强调"润物细无声"的效果，注重对接受对象耳濡目染、感同身受的教化过程。三是传承性。文化是一脉形成的元素流线集合，是一个发轫、起篇、探索、发展、成熟、总结的过程，而不是彼此独立的阶段的简单叠加，所以，校园文化品牌需要统一的精神内核和文化标识，以照应其本有的承继性特征。四是引导性。校园文化品牌需要具有一定的品位和格调，是校园主流文化的集成，它能够赋予师生健全的人格、独立的精神、共同的愿景，激励师生不断反思、不断超越、不断创造创新，体现出本身应用的引领高度。

第二章　医学院校校园文化品牌建设理论
研究综述

第一节　医学院校校园文化品牌建设理论研究
学术史梳理及综述

国内关于校园文化品牌建设的理论研究脉络呈现为三个阶段：第一阶段（2000—2005年）：这一阶段是校园文化品牌建设研究的初始阶段。在这一阶段，国内对于校园文化品牌建设的研究虽然文献资料成果较少，处于较为初级的阶段，但是已有研究成果对校园文化品牌已具有相对清晰的认知，甚至有的研究成果对品牌体系的具体建构也提出了可供借鉴的观点。比如，杨良奇发表在《中国高教研究》2004年第3期的《论品牌塑造在校园文化建设中的作用及其实施途径》明确提出，高等教育必须重视品牌塑造。同时，他还对校园文化品牌的价值作用进行了确认，他认为："品牌塑造在校园文化建设中能突出校园文化主题，殷实校园文化内涵，形成校园文化特色。"值得肯定的是，他还在文中对高校品牌建设的具体内容进行了划分，提出了自己的观点，他认为校园文化品牌建设通常包含名专业建设、名课程建设、名师建设、名生建设、名著建设、名活动建设等。以现在校园文化品牌发展来看，他当时的观点还有一定的局限性，但是，在初级阶段，他所解决的问题以及观点意义还是非常有价值的。

第二阶段：（2006—2009年）这一阶段是校园文化品牌建设研究的发展阶段，比之初级阶段研究文献资料较少的情况，这一阶段有了较大的变化，单是相关的学术论文可达近百篇。而且，这一阶段开始出现对民办院校、职业院校等不同类型学校的校园文化品牌建设的研究，进一步丰富了校园文化品牌建设研究的理论成果体系。代表性论文有：朱毅峰发表在《浙江师范大学学报》（社会科学版）2007年第3期的《高校校园文化品牌建设探析》鲜明地提出，"高校校园文化品牌建设是实现高校校园文化创新、形成校园文化特色的必由之路"。文章认为，高校要借鉴商业领域的品牌战略，通过有意识的品牌经营，建设有特色、有底蕴和有积累的校园文化品牌，以更好地实现校园文化的育人功能。管会生、李睿发表在《现代教育技术》2009年第8期的《基于校园文化的远程教育品牌建设研究》，提出了"品牌是远程教育的核心竞争力"的观点，文章在阐述远程教育品牌内涵和意义的基础上，提出了基于校园文化塑造远程教育品牌的几点措施，即：以校园文化建设创设远程教育品牌识别系统，提升远程教育机构的教育质量，营造特色远程教育品牌和促进远程教育品牌的推广。总体来看，这一阶段的研究成果形式多以论文为主，属于研究过渡阶段，为第三阶段相对成熟期的到来发挥了重要铺垫和过渡作用。

第三阶段：（2010年至今）这一阶段是校园文化品牌研究相对成熟的时期，在这一阶段，一方面相关的研究文献资料开始爆量增长，单是相关的学术论文数百篇之多。另一方面，关于医学院校校园文化品牌的研究文献资料开始出现，这些文献资料从医德培养、统战工作品牌、建设对策等方面展开论述，初步建构起医学院校校园文化品牌建设的学术论文的理论体系。其中，代表性论文有叶少芳发表在学术期刊《中国医学伦理学》2011年第4期的《医学院校校园文化品牌建设对策探析》，这是国内较早探讨医学院校文化品牌建设对策的文献资料，该文结合医学院校具体的文化实践活动，关注品牌文化建设对医学生人文素养、事业发展道路上仁心仁术、大医精诚境界形成的重要影响，分析得出：高校品牌文化活动打造需要在校园文化建设上掌握国内形势，全盘分析，结合优势资源和文化积淀，紧扣专业特点，凝练大学精神，探索并创新出自身的特色品牌，为学校育人、科学研究、服务社会等带来推动力。并提出定位、策划、组织和发展等相关措施，让活动组织者树立品牌意识，并明晰文化活动的终极育人价值和意义。

这一阶段国内的研究成果相对丰富，体现在不同类型和形式的成果，与此有关的代表著作有：倪铁军的《校园文化建设的理论与实践》、李海红的《校园文化建设理论探索与实践案例》、梁纪恒的《新时期特殊教育学校校园文化建设与研究》等等。其中，《校园文化建设的理论与实践》积极因应新时期高校校园文化建设面临的形势与挑战，有机结合医学院校文化育人工作特色和医学生培养方式特殊性，通过研究论文、工作案例、调研报告等形式，集中反映河北医科大学近年来校园文化建设和文化育人工作的理论研究、实践探索、载体创新、典型特色、成功经验、工作成效等基本情况。《校园文化建设理论探索与实践案例》一书则另辟角度，在校园文化建设理论成果选以及校园文化建设时间成果选。主要内容包括：高校大学生核心价值观问题研究、在大学生中培育和践行社会主义核心价值观、大庆精神与当代大学生思想政治教育研究等。代表性课题有：万莹、李欢的《应用型地方本科高校校园文化建设研究》，侯锦娟的《当代高校校园文化建设研究—以西南地区为例》，文安华的《护理院校校园文化与医院护理文化对接研究》等等；代表性论文主要有：顾晶的《高校校园文化建设品牌培育机制研究》，白新元、孙海姣、石霖的《高校文化发展与校园文化建设》，韩强、靳妍钰、李思瑢的《高校校园文化品牌建构路径探究》等等；代表性的新闻通讯作品有：中国教育报的《"建设校园文化 涵育核心价值"现场交流会发言摘登》，中国青年报的《南宁职院：打造特色文化品牌促进学校科学发展》，绍兴日报的《活动创特色 文化铸品牌》等等。其中，《高校校园文化建设品牌培育机制研究》一文指出：培育高校校园文化品牌，既是实现高校办学实力和竞争力提升的重要举措，又是提高高校人才培养水平的有效途径。作者认为，有必要建立起对于高校校园文化品牌的全面认知，充分认识培育高校校园文化品牌对于高校和大学生的重要价值，并深入分析当前存在于高校校园文化品牌培育中的问题，探讨高校校园文化品牌的具体培育机制，力求发挥高校校园文化品牌的立德树人功能。《高校文化发展与校园文化建设》一文认为，文化发展是高校内涵式发展的动力，校园文化是传承、弘扬中华民族优秀传统文化的重要平台，是社会主义核心价值教育与普及、社会主义精神文明建设的重要阵地，因而高校在"坚定文化自信，推动社会主义文化繁荣兴盛"的过程中大有作为。高校文化发展的使命，具体体现在传承传统文化的精华，融合优秀的地域文化，梳理、整合、打造积极健康、生机盎然的高校校园文化。高校校园文化进一步蓬勃发展，达到更高质量、更高水平的时候，中华民族的文化自信会更有底气、得到一种内在的支撑。校园文化应当主题鲜明、内涵厚重、时代感强、彰显个性、影响广泛、具有示范引领作用。营造校园文化，也需要艺术化设计。高校校园文化建设需要更深入的研究、探讨与实践。《高校校园文化品牌建构路径探究》认为高校作为新型人才的培养基地，校园文化品牌建设尤为重要。论文以当下高校校园文化品牌的构建为研究目标，从品牌建构的内涵、特征及建设价值、建设路径等角度出发，并以吉林师范大学历史文化学院思政品牌项目"史苑论谈"为例，探寻如何立足实际，将历史文化学院专业特色融入文化品牌构建的培育中来，以期更好地为高校思想政治教育服务。

就医学院校校园文化品牌建设的研究而言，从2008年开始出现部分专门研究医学院校校园文化品牌建设的文章。如崔金玉、张金勇、李炳仁（2008年）在《沧州医学高等专科学校 创建感恩教育品牌，打造医专和谐文化》中，总结了沧州医学高等专科学校坚持把校园文化建设作为精神文明的一项重要工程来抓，在紧密结合医务工作者"救死扶伤、无私奉献"和"厚德、博爱"的职业素质要求基础上，突出将"感恩教育"作为校园文化创建的一个特色品牌。万军、颜志香（2010年）在《医学院校校园文化品牌的实施策略》中分析了医学院校校园文化在培养学生综合素质方面具有重要作用，但作者也指出，目前医学院校校园文化建设不尽如人意，只有实施品牌战略，坚持与时俱进，以专业为基础和以学校精神和优良传统为依托，树立精品意识、传播意识和创新意识，才能打造医学院校校园文化的名牌。叶少芳（2010年）在《医学院校校园文化品牌建设对策探析》

中结合医学院校具体的文化实践活动，关注品牌文化建设对医学生人文素养、事业发展道路上仁心仁术、大医精诚境界形成的重要影响，分析得出：高校品牌文化活动打造需要在校园文化建设上掌握国内形势，全盘分析，结合优势资源和文化积淀，紧扣专业特点，凝练大学精神，探索并创新出自身的特色品牌，为学校育人、科学研究、服务社会等带来推动力。并提出定位、策划、组织和发展等相关措施，让活动组织者树立品牌意识，并明晰文化活动的终极育人价值和意义。金剑锋（2013年）在《医学院校校园文化品牌打造策略——以温州医学院〈名医故事会〉为例》中通过对浙江省高校校园文化品牌——《名医故事会》的深入剖析，揭示了医学院校校园文化品牌建设三个方面的经验策略，主要包括："一体三线"的定位策略；涵盖要素分析、资源整合、主题明晰、原则提炼、形式多样、坚持总结六个方面的实施策略；具备生动的标识语、引入企业识别系统理念、传播流程管理三种要素的传播策略。杨扬（2017年）在《医学院校校园文化品牌建设中的医德培养》中对医学院校的医德培养现状进行分析和反思，通过对校园文化品牌的阐释，剖析其在医德信念、医德情感、医德精神方面的价值和意义，提出在校园文化品牌建设中医德培养的新思路，并以医学院校的实践为例，从校园文化场域、载体及校园文化精品活动几个方面探讨医德培养的有效途径。

概括来看，国内已有的研究成果主要集中在以下几个方面：一是校园文化品牌建设的应对策略与实施路径研究；二是校园文化品牌的建设模式研究；三是医学院校、高职院校、独立学院等特色型院校的校园文化品牌建设研究。整体来看，国内已有的研究成果建构了较为成熟的校内文化品牌研究体系，对校园文化品牌建设的研究探索和文献材料已初具规模，解决了校园文化品牌建设中类型确认、问题梳理等问题，对具体策略的建构和实施路径的探索也形成了较为完备的理论探讨。但是，由于这些成果对校园文化品牌的认知缺乏先期系统而全面的理论建构，在文化建设的预判上缺乏前瞻性视角，在这个前提下所进行的模式建构、路径探索、策略研讨也无法突破理论和时代束缚的局限性，在一些深入化方面仍然有待进一步研究：一是要建构起理论体系建构与建设实践对应互动的研究框架，单纯的理论总结以及单一的项目建设都不足以形成对校园文化品牌建设研究的创新呈现和全面关注。如何打通理论建构与实践路径的内在研究逻辑关联，形成理论研究与实践推进的有效联动，这是亟须解决的问题。二是全面系统研究校园文化品牌内涵确认和外延界定，确立较为全面、客观的品牌建设元素，并建立符合学校实际情况和发展特色的依托载体和抓手，创新以往的校园文化品牌的建设内容和项目模式，创立全新的并具有一定持续性和可适应性的文化品牌建设项目。以实际项目建设的确立与建设探索建设的实践路径与学理建构模式，这也是亟须解决的重点问题。三是研究方法的适应性需要根据建设的实际情况进行，以往的研究成果往往是书面材料的汇总或者是简单的对策梳理，这决定了在研究方法上的单一性，研究方法的适应性配套的缺乏也直接导致了研究内容与方式的偏离，需要进行全新的研究方法的探索，这也是非常具有创新价值意义的待补足的研究内容所在。四是作为特色类型的医学院校在校园文化品牌建设方面的理论系统性以及与实践的互动有待进一步研究。当前，医学院校校园文化建设并没有形成系统的理论梳理和经验总结，在具体的实践上，品牌化的辨识度也有待进一步提升，而且品牌文化特色的凝练与医学院校的类型属性也并不对应，所以，从整体的系统性而言，医学校园文化品牌并没有形成完善的理论阐述体系，而相关的研究资料数量较少，略显单薄，亟须改进。

第二节　理论工具：新时代医学院校校园文化品牌建设的多元审视

（一）文化自信与医学院校校园文化品牌建设

2016年7月1日，庆祝中国共产党成立95周年大会在北京人民大会堂隆重举行。习近平总书记在大会上发表重要讲话。他指出，坚持不忘初心、继续前进，就要坚持中国特色社会主义道路自信、理论自信、制度自信、文化自信，坚持党的基本路线不动摇，不断把中国特色社会主义伟大事业推向前进。习近平指出，文化自信，是更基础、更广泛、更深厚的自信。在5000多年文明发展中孕育的中华优秀传统文化，在党和人民伟大斗争中孕育的革命文化和社会主义先进文化，积淀着中华民族最深层的精神追求，代表着中华民族独特的精神标识。我们要弘扬社会主义核心价值观，弘扬以爱国主义为核心的民族精神和以改革创新为核心的时代精神，不断增强全党全国各族人民的精神力量。

文化自信的理论阐述也是滨州医学院校园文化品牌建设的理论指导，在一定程度上形成了文化建设理论的总纲。尤其是"四个讲清楚"的对照，对滨州医学院文化品牌的文化自信实现具有较强的针对性和指导性。所以，我们在滨州医学院校园品牌建设的顶层设计上，也着眼于"四个讲清楚"，即：要讲清楚滨州医学院的历史传统、文化积淀、基本校情；讲清楚滨医发展积淀的丰厚滋养；讲清楚滨医精神是滨医文化的突出优势；讲清楚滨医特色的历史渊源和现实基础。基于以上考量，滨州医学院深植自身的历史发展根脉，凝练出"仁爱文化"特色，并以此为基础形成仁爱校园的建设指向。

这样的指向凝练是基于对滨州医学院仁爱文化自信的基础上形成。值得欣喜的是，学校上下也找准了这一文化特色的有效切入，并多措并举蹚出了滨医打造仁爱文化的创新路径。学校结合仁爱文化的内在涵养，与学校核心的办学支点教育加傲雪与学科专业相互映合，将仁爱文化渗透到办学的方方面面，形成仁爱文化与实际工作的深入结合，构造起令滨医人深感骄傲和自豪的发展优势，比如全省率先启动的大康复教育体系，全省唯一的临床医学专业认证期延长至十年的专业荣誉，全省独立医学院校临床医学率先进入省一流学科行列，填补省内空白的视听障生医学教育等等，都是基于仁爱文化而形成的发展优势。这些独具特色的优势延承了滨州医学院的仁爱文化气韵，自然而然形成让滨医人自信的滨医文化。

于是，关于文化自信理论在滨州医学院校园文化品牌建设过程中的理论适应性的逻辑也愈发清晰，起先，文化自信的内容维度形成对文化实践的建构指导，之后，又反哺校园文化的成长与传承。于是，滨州医学院在设计校园文化品牌的建设上也遵从了这一逻辑规律。学校确认了仁爱文化作为滨医文化自信的历史起点和时代焦点，这是基于滨州医学院几十年发展积淀的思考和对滨医特点的客观思考而形成的特色点汇聚。以此为基础，滨州医学院在校园文化建设上着力凸显仁爱特色，并设计了一系列的文化建设项目，并由此而延展出活力校园和美丽校园的理念设计，并与仁爱校园形成联动式呼应，这样以仁爱文化的自信形成对校园文化建设的具体指导，比如"仁心湖"和"妙手石"校园文化景观的建设，恰好吻合滨州医学院"仁心妙术"的校训，由此形成实体项目与文化内涵之间的内在照应和外在叠合。而这样的内在和外在互动所形成的文化效应又是比较明显的，一方面，它可以强化校园的文化氛围，另一方面，它又以文化氛围的浅化沁润人的心灵，进一步影响人的行为举止，又形成仁爱文化的普及化建构，以人为主体，形成仁爱文化的践行，反过来又强化了仁爱文化的品牌化确立以及宽众化传播，最终，凝练成校园文化品牌。

（二）社会主义核心价值观与医学院校校园文化品牌建设

党的十八大报告指出，倡导富强、民主、文明、和谐，倡导自由、平等、公正、法治，倡导爱国、敬业、诚信、友善，积极培育和践行社会主义核心价值观。2013年12月，中共中央办公厅印发了《关于培育和践行社会主义核心价值观的意见》，并发出通知，要求各地区各部门结合实际认真贯彻执行。2014年2月24日，习近平在主持中共中央政治局第十三次集体学习时发表讲话指出，培育和弘扬核心价值观，有效整合社会意识，是社会系统得以正常运转、社会秩序得以有效维护的重要途径，也是国家治理体系和治理能力的重要方面。历史和现实都表明，构建具有强大感召力的核心价值观，关系社会和谐稳定，关系国家长治久安。

而对应到一所高校而言，培育和弘扬核心价值观也成为校园文化品牌建设的理论指引和内化要旨。如何将核心价值观内化到校园文化建设的具体实践，也成为大学文化建设不可规避的重要命题。核心价值观要内化到大学文化建设，则需要内化到师生的行动、学校的制度和物质环境中去。

那么这又该如何内化呢？一方面，必须将核心价值观作为学校文化建设的灵魂，放在最重要和最领先的地位。近年来，滨州医学院的发展也一直在探索核心价值观于学校发展的融入，并形成自身发展的精神内核，比如，学校"仁心妙术"的校训便是很好的印证；另一方面，在建构学校核心价值观时，学校制度文化、行为文化和物质文化必须同步建设，使核心价值观能够浸染、渗透、内化其中，成为学校文化建设中的一根无形却很耀眼的"红线"，这是学校文虎建设的主线，也是校园文化品牌建设的文化支撑。具体而言，核心价值观的融入与制度文化、行为文化、物质文化结合交织如下：

第一，学校制度文化，这是学校核心价值观的保障体系，也是有效的政策支持。毋庸置疑，核心价值观的实现，需要制度的坚强保障。比如，滨州医学院以"以学生为中心"的教育核心价值观，与此相对应的是管理制度不宜，这会阻碍学生的个性发展。

第二，学校行为文化，这是核心价值观的动态载体，也是具体文化践行的实际映显。行为文化是学校核心价值观内化与否的直接体现，也是学校文化的外显方式。它主要包括师生的教育教学行为、言谈举止、交流沟通等。滨州医学院倡导的仁爱行为便是对核心价值观的有力践行。

第三，学校物质文化，这是核心价值观的静态表现形式，也是文化发展的坚实基础。物质文化主要指广大师生参与创造的、能够给人以情感熏陶和启迪的各种物质设施。包括环境、条件、标识物、建筑物命名等。这一系列物质文化形成学校的外在特色，能够以生动、直观的方式呈现别具一格的文化体验，滨州医学院倡导建设的美丽校园便是以此为着眼点而实现的校园文化升级改造的有效路径。

学校倡导什么、反对什么、赞赏什么、批评什么，体现着学校不同的办学理念，也建构着不同的文化价值观。没有核心价值观的学校文化无法凝聚，发展的合力自然无法形成，长远来看，教育活动必然是低效的。所以说，核心价值观是一所学校办学的精神核心，是学校的办学思想、办学特色和办学追求的高度概括与凝练。它不仅体现着是学校全校师生员工携手开拓、共同前进的精神价值追求，也体现着学校创新进取、协同发展的精神状态，是学校社会影响力的思想基础和精神支柱。因此，任何校园文化品牌的建立都必须以此为文化理论指引，以此实现以文化人的功能体现。

（三）建设社会主义文化强国与医学院校校园文化品牌建设

2013年12月30日，中共中央政治局就提高国家文化软实力研究进行第十二次集体学习。中共中央总书记习近平在主持学习时强调，提高国家文化软实力，关系"两个一百年"奋斗目标和中华民族伟大复兴中国梦的实现。要弘扬社会主义先进文化，深化文化体制改革，推动社会主义文化大发展大繁荣，增强全民族文化创造活力，推动文化事业全面繁荣、文化产业快速发展，不断丰富人民精神世界、增强人民精神力量，不断增强文化整体实力和竞争力，朝着建设社会主义文化强国的目标不断前进。

对于校园文化品牌建设而言，建设社会主义文化强化的理论适应性在于校园文化软实力的提升和文化强校战略的实施。

"软实力"这个概念，是由20世纪90年代初，哈佛大学教授约瑟夫·奈首创的。它开始是指一个国家基于文化而具有的凝聚力、生命力、创新力和传播力，以及由此而产生的号召力和影响力。后来扩展到各个领域。中国目前的文化软实力就是中国特色社会主义理论。而任何校园文化品牌的建设也需要遵循中国特色社会主义理论的方向知道，这是根本的前提。高校作为文化建设的前言阵地，不仅传承着国家和民族文化，而且还引领和创造着国家和民族的未来文化。大学校园对于学生而言不仅是求知格物的文化场所，更是提高人格境界和综合素养的精神圣地。正如蔡元培曾说过的："欲知明日之社，须看近日之校园"，大学是社会的"风向标"和"导航仪"，对国家的发展和社会的进步发挥着深刻影响。在当前软实力成为核心竞争力的教育发展语境下，一流大学的建设与国家的前途和民族的命运联系更加紧密，这些与校园文化建设的健康发展息息相关，打造校园文化品牌，不仅可以充分挖掘当代大学生的潜能，促进校园文化建设的多元化发展，充分体现当代大学生的精神与活力，而且通过中国特色社会主义理论体系的沁润使大学生的世界观、人生观和价值观得到引导和升华，从而对文化建设发挥积极作用。

而文化强校与校强文化的互动使这一理论适应性的另一层展现。具体的维度就是坚持以科学思想和先进文化引领学校发展，用中国特色社会主义理论体系武装思想、指导工作和培育人才，允分发挥学校思想库、知识库、人才库的作用，集中高等院校的资源优势，形成强劲的文化发展实力和创新活力，努力打造辐射、影响和带动社会发展的思想文化高地，积极引领社会思潮、文化形态和道德风尚，在创新型国家和学习型社会建设中注入强大的精神文化力量。

无可厚非，文化是一所大学的灵魂和核心。在数十年办学历程中，滨州医学院积淀了丰富深厚的校园文化底蕴，同样面临着历史传统怎样传承弘扬的时代挑战。毋庸置疑，大学作为知识的集中地，是保存、传承、传播和创造先进文化的重要场所，大学文化建设对弘扬和发展社会主义先进文化起着重要的作用。建设社会主义文化强国，大学要以自己的魄力和胆识，肩负起历史神圣的使命。滨州医学院经过数十年的发展求索，凝练形成了大医精诚、服务社会的共荣传统，"仁心妙术"的校训成为滨医人薪火相传、人才辈出的精神支柱。纵览学校发展的光辉历程，其主旋律就是彰显大医文化和仁爱情怀的激昂变奏。

新时代新起点，在新的发展背景下大学文化建设迎来了大好的历史机遇，在校园文化品牌的征程中，要以高度的文化自觉和文化自信，大力推进社会主义核心价值体系建设，将社会主义核心价值体系建设贯穿学校建设人民满意的高水平大学的全过程，贯穿人才培养的全过程是必然的路径抉择。不仅要在实践中牢固树立文化育人的教育理念，坚持人文精神和科学精神并举，把培养人才作为大学文化建设的落脚点和出发点，而且，积极营造开放和谐的校园氛围，鼓励勇于探索，激发创造力，培育视野开阔、人格完善、素质全面的一代新人也成为校园文化品牌建设的题中之义。

所以，在校园文化品牌建设的实践中，要大力倡导人文日新，大力发展和创造先进文化，引领社会风气，使学校成为继承传播民族优秀文化的重要场所，交流借鉴人类进步文化的重要窗口，孕育创造新知识、新思想、新理论的重要摇篮，这才是校园文化品牌建设的根本旨归所在，在这个过程中，学校文化繁荣的蔚为大观才水到渠成。

（四）讲好中国故事与医学院校校园文化品牌建设

2013年8月19日至20日，全国宣传思想工作会议在北京召开。习近平总书记出席会议并发表重要讲话。习近平强调，对世界形势发展变化，对世界上出现的新事物新情况，对各国出现的新思想新观点新知识，我们要加强宣传报道，以利于积极借鉴人类文明创造的有益成果。要精心做好对外宣传工作，创新对外宣传方式，着力打造融通中外的新概念新范畴新表述，讲好中国故事，传播好中国声音。

讲好中国故事的理论对应到校园文化品牌的建设中也有了具有适应性的指向。以滨州医学院为例，要建设好校园文化品牌，那就要讲好滨医故事。讲好故事与文化品牌建设之间的关系是相辅相成、紧密联结的。讲好故事是文化品牌建设的有效路径，也是建构品牌普适性传播力的重要方法。而且，讲好故事是品牌建构的基本元素构成，没有素材的累积，文化品牌的打造也没有实际意义。

近年来，滨州医学院以校园文化建设为载体，挖掘滨医素材，关注滨医人物，讲好滨医故事。通过历史的气韵，发现不一样的滨医。当然，历史可以是宏大叙事，也可以是细微描绘。就像滨医悠悠七十载岁月，对于每一位滨医人而言，它是雄阔的，烙着大时代的印记；同时又是亲切的，有着可触摸的温度。滨医党委宣传部以"财富工程"为抓手，深入青岛、济南、烟台、滨州等地采访滨州医学院历史发展的见证人，并形成《滨医情 滨医梦》一书，字里行间，滨医故事跃然纸上。《滨州医学院报》开辟"史料背后的滨医故事"专栏，透过点点滴滴的记录和印记中走近滨医，学校初创时期的老物件老照片，记载教职员工各个时期重要成就或当时对社会产生过重要影响的事迹材料，教职员工在参加国内外重大活动中形成的文稿、证书、奖品、纪念品和照片等等，都是一组组珍贵的历史素材，一个个难忘的滨医故事通过挖掘发现被共同讲述、传唱……这只是滨医故事挖掘的冰山一角，在滨州医学院发生了许多的感人故事，在有限的篇章里无法一一列举，在这里提及只为证明讲好滨医故事对于提升校园文化建设的重要性和适应性路径，这是滨州医学院建设校园文化品牌的重要的理论工具的有效切入视点。

那么，该如何讲好滨医故事呢？让滨医故事汇聚成特色鲜明的文化品牌。这样的路径思考其实也是滨州医学院校园文化品牌建设的路径之一。在滨医故事的讲述上，滨州医学院经过多年的特色，已然探索形成符合自身实际情况的有效路径，即"人、事、物、情"的四线格局。"人"主要是挖掘滨州医学院的厚德名师、仁心医护员工和优秀校友，通过对他们的事迹挖掘和展现来呈现滨医文化人类学的视点；"事"是深植滨州医学院的历史发展的基础上深入发掘那些影响学校发展的大事、沁润学校文化底蕴的好事、感人至深催动情感的凡事，这些不同类型的事汇聚成集合点便形成具有自身特色的文化感触和情感感观，是讲好滨医故事的基本素材；"物"是滨医文化的记录道具，也是展现滨医历史的微小窗口，学校通过对一些具有时间跨度的物品的背景和意义进行挖掘展示，形成物品意象下的叙事链接，也是滨医故事的重要来源；"情"是滨州医学院的文化内核，也是滨医故事的灵魂。近年来，滨州医学院深入探寻滨医人的情感记忆，并依据情感线索凝练故事基础，或者在"人、事、物"的深入挖掘中总结主题，成为故事升华的有效助推。通过这样的故事讲述格局的架构，滨州医学院在讲述故事上形成"人、事、物"情相互交织的叙事脉络，也构成故事讲述的完整框架体系，进而在文化共鸣上形成讲述上的情感互动，呈现滨医故事符合自身特色的探索。

（五）弘扬中华优秀传统文化与医学院校校园文化品牌建设

2014年2月24日，中共中央总书记习近平在主持中央政治局第十三次集体学习时强调，把培育和弘扬社会主义核心价值观作为凝魂聚气、强基固本的基础工程，继承和发扬中华优秀传统文化和传统美德，广泛开展社会主义核心价值观宣传教育，积极引导人们讲道德、尊道德、守道德，追求高尚的道德理想，不断夯实中国特色社会主义的思想道德基础。2016年11月30日，习近平在中国文联十大、中国作协九大开幕式上的讲话中指出，要加强对中华优秀传统文化的挖掘和阐发，使中华民族最基本的文化基因同当代中国文化相适应、同现代社会相协调，把跨越时空、超越国界、富有永恒魅力、具有当代价值的文化精神弘扬起来，激活其内在的强大生命力，让中华文化同各国人民创造的多彩文化一道，为人类提供正确精神指引。

中华优秀传统文化是凝聚中华民族强大的精神纽带，是我们民族生存发展的根基，也是几千年来支撑中华民族屡经重大灾难而始终不解体的精神支柱。中华民族伟大复兴必然伴随着中华文化繁荣兴盛。在高校中大力弘扬中华传统文化，并通过传承中华传统文化来夯实大学生思想道德基础，提升和塑造大学生道德能力，具有十分重要的意义。① 这样的阐述充分证明了弘扬中华优秀传统文化在校园文化品牌建设中的适应性。中华优秀传统文化一方面可以提升校园文化品牌建设的品位，也可以为品牌建设的提供素材来源。既然是优秀传统文化，那就代表是经过时间验证的，这在一定程度上可以节约校园文化品牌建设选取素材的成本。另外，需要注意的是优秀这个词汇的界定意义，这样的理论阐释要求在具体的建设路径中的要求性，那就是在文化建设中要去其糟粕，取其精华，体现文化引导的先进性。

所以，要打造全方位校园文化育人阵地，实现校园文化建设的品牌升级，需要溯本回源，不能忽略向中华优秀传统文化汲取营养，具体就是与全面加强和改进大学生思想政治教育工作相结合，大力开展形式多样的传统文化教育活动。在具体路径的实施上要以学生为主体，体现学生的文化诉求，以多种社团活动为载体，延展文化展示空间，同时，以制度建设、德育规范为手段，以校园文化活动为抓手，着力于强化大学生综合文化素质和提升大学生道德修养，以此为目标努力打造全方位的校园文化育人阵地。这样的目标指向就要不断强化校园文化的德育育人作用，使校园文化逐步成为学校提高学生综合素质的一个重要载体，切实加强大学生思想政

---

① 王洪伟：《浅析中华优秀传统文化对校园文化建设的影响作用》，《现代交际》2019年第6期。

治教育工作的针对性和实效性，以此形成中华优秀传统文化和学校具体德育功能的有效黏合，建构起完整的校园文化育人体系。

滨州医学院在具体的探索上也形成了自己的思路。那就是以推动文化传承创新为着眼点，与学校的仁爱文化特色优势相结合，设计能够体现"仁心妙术"精神的相关校园文化活动，这些活动在加强中华优秀传统文化教育的同时，实现校园文化品牌建设的助推。比如，学校多年来一致坚持举办的"中华优秀传统文化培育工程"，主要利用"五四""七一""八一""十一"等重大节日，"三八""五一"等国际性节日，清明节、端午节、中秋节等传统节日，教师节、护士节、医师节等行业性节日，以及开学典礼、毕业典礼、表彰奖励等重要环节，发动师生联动，组织开展形式多样的主题教育活动。这样的结合路径探索一方面让优秀传统文化的落地具有普适性，另一方面，也为中华优秀传统文化的适应性呈现了样本思考。

（六）发展中国特色社会主义文化与医学院校校园文化品牌建设

2017年10月18日，习近平总书记在党的十九大报告中指出，中国特色社会主义文化，源自中华民族五千多年文明历史所孕育的中华优秀传统文化，熔铸于党领导人民在革命、建设、改革中创造的革命文化和社会主义先进文化，植根于中国特色社会主义伟大实践。发展中国特色社会主义文化，就是以马克思主义为指导，坚守中华文化立场，立足当代中国现实，结合当今时代条件，发展面向现代化、面向世界、面向未来的，民族的科学的大众的社会主义文化，推动社会主义精神文明和物质文明协调发展。要坚持为人民服务、为社会主义服务，坚持百花齐放、百家争鸣，坚持创造性转化、创新性发展，不断铸就中华文化新辉煌。

社会主义先进文化对于引领校园文化育人具有重要意义，也是实现文化育人目标的必然要求。当前，高校在人才培养过程中，普遍不够重视文化育人，忽视通过社会主义先进文化的引导来强化学生的文化素质培养，影响学生综合素质的提升。在中国特色社会主义文化引导的贯彻和落实上，校园文化品牌的建设是有效承接，在具体的建设维度上，必须坚持以

社会主义先进文化为引领,发挥主流文化的引领作用,促进学生全面发展。^①

经过多年探索,滨州医学院以社会主义核心价值观为引领,以弘扬正确价值为取向,以践行"仁心妙术"校训为主线,着力加强理想信念教育、中国精神和滨医精神教育,涵育以"仁爱"为核心的道德实践,厚植仁爱文化,使仁爱成为师生的价值追求和行动自觉,以此形成对中国特色社会主义文化的有效对应和具体落实。学校在具体践行上,一是着力于加强理想信念教育,弘扬爱国主义精神。认真贯彻落实《滨州医学院培育和践行社会主义核心价值观实施方案》(滨医发〔2014〕24号,以下简称《实施方案》),组织开展各种形式的社会主义核心价值观培育践行活动。深入开展中国特色社会主义和中国梦宣传教育。加强党史国史教育和形势政策教育,开展好"我的中国梦"主题教育实践活动、中国特色社会主义理论体系"四进四信"活动,推进"青马工程"和"三项教育",不断用中国特色社会主义理论体系武装师生头脑,增强广大师生的道路自信、理论自信、制度自信、文化自信。深入开展爱国主义教育活动,以座谈会、论坛讲座、主题班会、党团组织生活等形式,教育和引导广大师生把握当前弘扬爱国主义精神的根本要求,增强对爱国主义宣传教育的理论自信和行动自觉。

二是加强校情校史教育,增强师生文化认同。开展学校办学历史、优良传统、校训内涵、滨医精神、校风教风学风、办学定位与发展思路、建设改革发展成就、发展规划愿景等方面的宣传教育,加强部门优良传统、特色优势、发展理念、发展成就、发展前景等方面的宣传教育,进一步增强师生员工的集体主义观念和主人翁精神,引导师生员工把对集体的热爱转化为投身学校和部门建设改革发展的行动自觉。

三是积极拓展实践载体,搭建仁爱教育平台。大力推进德育工程,组织开展忠心献给祖国、爱心献给社会、孝心献给父母、信心留给自己"四心"教育活动。开展社会实践、志愿服务、社会公益、困难帮扶、创新创

---

① 吴佩醒:《以社会主义先进文化引领高校校园文化育人的策略研究》,《大众文艺》2019年第19期。

业等教育实践活动。加强社会公德、职业道德、家庭美德、个人品德"四德"教育，开展寻找"滨医仁爱故事和滨医仁爱达人"活动。加强师德师风、医德医风教育，开展新教师入职宣誓，医学生、护士宣誓，师德考核等活动，努力在全校上下形成修身律己、崇德向善、礼让宽容的道德风尚。开展"生命、生活、生存"教育，引导广大青年学生热爱医疗卫生事业，热爱自己的职业、专业，树立崇高的职业理想。开展军训工作和国防教育，加强国旗护卫队建设管理，组织好重大节庆日的升国旗仪式。

（七）牢牢掌握意识形态工作领导权与医学院校校园文化品牌建设

2017年10月18日，习近平总书记在党的十九大报告中指出，牢牢掌握意识形态工作领导权。意识形态决定文化前进方向和发展道路。必须推进马克思主义中国化时代化大众化，建设具有强大凝聚力和引领力的社会主义意识形态，使全体人民在理想信念、价值理念、道德观念上紧紧团结在一起。要加强理论武装，推动习近平新时代中国特色社会主义思想深入人心。深化马克思主义理论研究和建设，加快构建中国特色哲学社会科学，加强中国特色新型智库建设。坚持正确舆论导向，高度重视传播手段建设和创新，提高新闻舆论传播力、引导力、影响力、公信力。加强互联网内容建设，建立网络综合治理体系，营造清朗的网络空间。落实意识形态工作责任制，加强阵地建设和管理，注意区分政治原则问题、思想认识问题、学术观点问题，旗帜鲜明反对和抵制各种错误观点。

同样，校园文化品牌的建设同样需要牢牢掌握意识形态工作领导权。没有意识形态的正确指引，校园文化品牌的方向指向性也无法形成正确指引，品牌建设的实际意义也无从谈起。当然，校园文化品牌建设不能简单地等同于意识形态工作，两者分属不同的工作领域，意识形态工作是全局性的，对于学校思想面貌有着重要的指导作用。校园文化品牌的建设事务性较强，虽然品牌建设与思想状态也紧密相关，但是，文化品牌一是长期性的过程建构，二是不像意识形态工作紧迫，其情感性也更为突出。但是两者具有可供结合的工作黏合空间，把握好两者之间的平衡关系可以更好地丰盈校园文化品牌的建设维度，也可以对意识形态工作的开展提供有效的助推。在具体的工作实践中两者是相互支持、相互助力的过程，意识形态可以为校园文华品牌建设提供思想动力和方向指导，校园文化建设又可以为意识形态工作营造文化氛围，发挥更好的有效助力作用。

文化的沁润更多的是涉及思想和情感的维度，意识形态的把握虽然需要理性的方向，但在把握的过程中也需要思想和情感维度做有效的支撑，这样意识形态工作才能接地气、合实际。那么，在校园文化建设中，该如何才能掌握意识形态的主动权呢？方法有千种万种，但是，阵地建设是必须的重要环节。阵地建设是意识形态工作的重要载体，也是意识形态工作开展得有效路径。在一定程度上而言，阵地建设牢不牢固，决定着意识形态工作能否扎实开展。没有阵地建设，意识形态工作便没有抓手，没有抓手，意识形态工作智能悬浮开展，就没有开展的具体承载，最终工作的实效性也大打折扣。但是阵地建设不是硬性建构，而是需要建立在校园发展的实际情况合师生的根本诉求才能够发挥阵地的具体支撑和有效引导的作用。

多年来，滨州医学院探索了阵地建设于校园文化建设互动的创新路径。学校牢牢树立阵地意识，以阵地打造丰盈校园活力，取得了富有实践意义的探索。在具体的探索实践中，学校主要着力于打造两个阵地，一是加强网络文化建设，提升阵地拓展活力。推进"数字化"校园建设，加强网络基础设施建设，优化网络环境，确保网络安全性、稳定性和可靠性，为网络文化建设提供硬件环境和技术支撑。加强网络文化建设和网络阵地管理，推进校报、校园网、广播电视等传统媒体与新媒体的融合发展，构建全方位、立体化宣传思想与新闻舆论平台，主动用正面声音和先进文化占领网络阵地。定期开展二级网站评比和检查，加强对"两微一端"的建设和管理，完善新媒体管理中心，建设校园新媒体联盟，强化对"E梦园"新媒体综合服务平台和各二级单位新媒体的指导和管理。加强网络队伍建设，加强网络管理通讯员等的教育培训，培养网络领袖人物，推进网络日志和网络思政创新项目，不断提高网络特别是新媒体舆论引导、思想教育、多样文化需求满足的能力和水平。

二是加强党团建设，增强党团组织活力。坚持党要管党、从严治党，深入开展"两学一做"学习教育和学校"学党章、讲规矩、守纪律"主题教育活动，制定落实《关于深入推进基层服务型党组织建设的实施意见》，进一步落实党建责任、严明党的纪律，严格党内生活，提升基层党组织的吸引力、凝聚力和战斗力，巩固党的群众路线教育实践活动、"三严三实"专题教育成果。实施共青团组织"活力提升"工程，加强和改进团支部基础团务管理、队伍建设和制度建设，改进工作方式、创新工作载体，提升基层团组织组织运行活力、工作开展活力、团员参与活力。加强对学校其他群众组织、学生组织、社团的管理和指导，鼓励和支持其依据章程开展丰富多彩的活动，发挥其自我教育、自我管理、自我服务的作用。

（八）社会主义文艺与医学院校校园文化品牌建设

2017年10月18日，习近平总书记在十九大报告中指出，繁荣发展社会主义文艺。社会主义文艺是人民的文艺，必须坚持以人民为中心的创作导向，在深入生活、扎根人民中进行无愧于时代的文艺创造。要繁荣文艺创作，坚持思想精深、艺术精湛、制作精良相统一，加强现实题材创作，不断推出讴歌党、讴歌祖国、讴歌人民、讴歌英雄的精品力作。发扬学术民主、艺术民主，提升文艺原创力，推动文艺创新。倡导讲品位、讲格调、讲责任，抵制低俗、庸俗、媚俗。加强文艺队伍建设，造就一大批德艺双馨名家大师，培育一大批高水平创作人才。

社会主义文艺在校园文化品牌建设中的适应性体现在牢牢把握社会主义文艺的方向。对于校园文化品牌地建设而言，牢牢把握社会主义文艺方向，就是要深深懂得校园文化品爱的建设需要师生的参与。广大师生的实践和生活是校园文化品牌的建设源泉，校园文化项目建设的创新来源于广大师生。校园文化品牌建设的深度、力度和锐度归根结底还是取决于校园品牌建设的着眼点要以广大师生为出发点和落脚点的建设态度和文化宗旨。在具体的建设过程中要重点关注师生的意见，体现校园文化对于师生学习生活的适应性。具体就是要虚心征集、分析、采纳广大师生的文化感想和建设性意见，要从学校发展历史上的伟大实践和青春洋溢的校园生活中汲取营养、积累素材，始终把广大师生的利益和文化满足感放在心上，热情讴歌广大师生在学校办学史上的伟大创造以及取得的耀眼成绩，把广大师生的喜怒哀乐倾注在文化建设的端口，讴歌青春人生，刻画最美人物，坚定广大师生对美好生活的憧憬和对学校美好发展愿景的信心。

多年来，滨州医学院在社会主义文艺方向的把握上始终坚守正确立场，坚决落实落细，并作为校园文化品牌建设内容的重要组成扎实推进。学校积极推进"齐鲁文化、胶东文化进校园"、高雅艺术进校园活动，这些走进来的文化艺术具有先进的文化引导性，样式丰富，能够极大地满足广大师生对于优质文化产品地诉求。除了外引，学校页坚持内在培育，在《滨州医学院报》开辟"滨医学人""师者风采""天南地北滨医人"等专栏，为广大师生发声，展现他们的精神风采，形成具有先进引导性的师生文化。滨州医学院还深入挖掘学校文化积淀和优良传统，通过实地采访和个体访谈，抓取了滨医人体现文化先进性的第一手材料，编纂完成《滨医人物》《百名教授风采录》等校本德育教材。同时，学校加大文化硬件建设，大力建设校史展览馆、生命科学馆、文化长廊等，不断完善校园人文设施场馆建设；按照大气儒雅，规范统一要求，完善校内公共设施、人文景观、园林小品、雕塑长廊等的命名；推进部门文化、公寓文化、教室文化、广场长廊文化建设，规范学校形象标识系统，使楼宇设施、山石水系、园林树木、道路广场、墙壁长廊、雕塑标识等，力求达到使用功能、美化功能和育人功能的完美和谐的统一。同时，学校通过课程开设和活动举办，着力满足师生的文化诉求。学校开设美育课程，定期举办美学讲座、高雅艺术活动，提高学生审美素养；修订大学生日常行为规范，完善教师职业道德规范，开展基础文明、勤俭节约教育，提升师生文明礼仪素养，提升师生的人格、气质、修养等内在品质；定期举办"醉美滨医"图片摄影展览和寻找"最美滨医人"活动，进一步丰富美育载体。应人心、接地气的文化活动极大地丰富了广大师生地校园文化生活，而且能够发挥文化引导作用，成功实现学习性与娱乐性的有效统一，受到了广大师生的欢迎和好评。

第三章　医学院校校园文化品牌建设实践探索现状

第一节　医学院校校园文化品牌建设实践的经验积累

近年来，随着教育现代化的快速推进，医学院校开始注重校园文化建设，并涌现出一大批文化环境优美、文化关系和谐、文化底蕴丰富的新型校园。各校注重校园文化体系建设，积极组织开展体系健全、类型丰富、风格各异的校园文化活动，取得了显著成绩，为国内校园文化品牌建设的进展奠定了基础。

一是医学院校校园文化品牌建设初步形成全面开花、分类发展的格局。各医学院校逐步开始认识到学校品牌对于学校事业发展的重要性。学校品牌是一所学校在长期教育实践过程中逐步形成并为公众认可、具有特定文化底蕴和识别符号的一种无形资产。品牌不是物化形态的实体，而是学校的综合声誉、历史文化及社会认知的总和。从内涵视角看，品牌是学校内在的品质，表现为学校人文精神、行为方式和价值取向等积淀而成的一种独特的文化。从形式看，品牌是学校建立良好的社会信誉的过程。从社会的角度看，品牌是大众对学校教育品质的体验和感受，它是社会尤其是受教育者对学校感知的心理过程和持久认知的状态，主要表现为对学校的认同度和美誉度。从学校本身看，品牌则是为社会和培养对象提供的并为其所接受的教育服务的独特性、优质性和高层次性，是一所学校的形象标签。总之，品牌是学校文化的有效载体，是学校内在品质的外在表现，是学校教育理念、办学特色、教育质量和发展水平等综合实力的表现。所以，从一定程度上而言学校品牌是学校参与竞争的核心力量。

　　近年来，许多医学院校也开始意识到文化品牌建设对于学校发展的重要意义，虽然，医学专业属性更加凸显科技化和理工科的学科专业特点，但是，学校还是纷纷结合自身的学校办学定位和发展类型开始了校园文化的建设并取得了良好的社会美誉度，初步形成了以"双一流"为引导的品牌学校和品牌专业，谈及某个领域的专业就能想到某一所大学，这实际上是学校集中力量协同推进打造学校优势文化品牌的结果。文化品牌可以是专业，也可以是某一个共同发展的现象，所以，文化品牌的开放性特征让学校在不断参与竞争的发展过程中能够得益于品牌发展的建设，以此形成良好的社会认知。这也是近年来许多医学院校发力校园文化品牌的重要进展，通过文化品牌来拓展学校的社会影响力和美誉度已成为重要的传播路径。比如，北京协和医学院与湖南湘雅医学院形成的"北协和、南湘雅"的品牌美誉度就是基于学校多年来的学科发展形成的社会美誉度定位。

　　当然，在文化品牌的建设过程中，值得欣慰的是许多医学院校通过建设的探索，已然形成了重点大学、普通本科院校、独立学院、高职院校的多层次、多类型的医学校园文化品牌格局，虽然，在具体的探索上这些分类型的探讨还不够深入，在具体的建设路径上还需要进一步的特色化区分，但是，毕竟在校园文化建设的整体呈现上医学院校建构了类型并置、多面盛开、各美其美的良好格局。可以说，分类型的校园文化品牌的建构格局是国内医学院校校园文化品牌建设近年来所取得的重要进展，各学校富有创新性的尝试性探索为接下来医学院校校园文化品牌建设的纵深化发展奠定了坚实的基础，也为医学院校校园文化品牌的特色化发展发挥了启蒙作用，这些成绩的取得以及这些学校在具体的实现路径上所累积的经验成为校园文化品牌转型升级的重要参考。

　　二是医学院校校园文化品牌建设的活动载体初步形成。通过近年来的探索，许多医学院校初步形成了以活动开展为路径的校园文化品牌的建设载体，也成为当前的主流建设路径。综合考量当前各学校的开展，主要体现在三个层面的具体策略：第一，形成校级文化活动、班级文化建设、寝室文化建设等三个层次的校园文化活动，三者之间互为依托，相辅相成，建构起结构严谨、特色鲜明的校园文化体系。在学校层面，各学校着力提高课外文化活动的思想品位、文化品位、艺术品位，每年组织课外文化艺术活动，校园文化的吸引力与生命力不断增强。在班级层面，各学校注重加强主题鲜明的班级文化建设，把班风学风建设、班级管理制度建设和班团支部建设等内容纳入班级文化建设中来，紧密地结合性探索让活动成为学校一道亮丽的文化风景线。在寝室文化建设层面，各学校努力营造团结奋进的寝室文化氛围，积极组织引导学生每年开展"寝室文化节""文明寝室评比"等一系列深受学生欢迎的活动，营造出了团结拼搏、勤奋进取的浓厚氛围。有的学校开吻合当前大学生的个性特点，分别推出"学霸宿舍""最美宿舍"的评选，一方面丰富了学校的活力维度和美丽特点，另一方面也让同学们在参与的过程中体会校园文化的魅力，进而升华自身的理想情操。第二，综合性文化活动、特色文化活动、学科专业性文化活动等三种类型的校园文化活动相辅相成，形成了寓教于乐的校园文化体系。在开展一些大型综合性校园文化活动的同时，各学校重点开展依托特定专业的文化活动，以学科专业为载体，以培养学生专业兴趣和专业技能为目标，以拓展学生对其他专业的了解为辅助，形成文化活动与专业学习有机结合、课堂学习与课外实践相互促进的格局和机制。以"大学生科技文化节"等品牌活动的竞相开展，"国医节"等体现不通过学校特点的特色文化活动各领风骚，还有涉及歌唱、曲艺、体育、诗词等不同学科领域的各种文化活动的加持，让校园文化活动呈现出精彩纷呈的良好格局，对于实施以文化浸润心灵、提升境界的教育目标既形成了良好的育人环境，又发挥了积极作用。第三，大众文化活动、精英文化活动、学术文化活动等三种风格的校园文化活动百花竞放，形成了活力四溢的校园文化体系。按照学生是校园文化的创造者、传播者和受益者的思路，各学校分别积极开展各种不同风格的文化活动。大众文化活动旨在培养学生的参与精神，让学生在雅俗共赏、寓教于乐的丰富活动重增长见识、提升技能，进而完善自身的综合素养。由于这些活动的准入门槛较低，而且活动面广泛，接受性强，所以广受同学们的喜爱；精英文化活动旨在创造机会让学生直面各种精英人才，领略社会精英的风采，感悟成才的艰辛，以优秀人物带动发展的策略丰盈文化活动的品牌维度，体现文化活动的先进性特征和引导性特质；学术文化活动旨在激发学生探求真理的兴趣和勇于创新的精神，这些活动充分依托学校的科研和文化资源优势，以符合学校特点为切入，以提升学生的学术研究能力为重要目标，力求打造富有学校特点的品牌活动。

三是医学院校校园文化品牌建设的效应开始初步映显。校园文化是一种内在的文化，凝聚着学校校风、学风和学生的整体素质，在学生培养环节中发挥着重要的作用，对于学校的氛围营造也具有重要意义。而校园文化品牌经过学校精心的策划与建设，也开始在教育教学中开始发挥作用，对于学校事业的发展体现出较好的支持作用。具体表现为：第一，广大师生通过参与校园文化品牌的建设提升了思想情操、专业技能以及对学校发展的文化自信。尤其是因为校园文化品牌形成的社会美誉度和影响力让师生对学校的发展倍感自豪，这份自豪会口口相传，反过来对学校社会形象的构建会形成较好的助推作用，这是非常有意义的传播路径。第二，校园文化品牌在学校的发展中发挥了承上启下的重要作用。一方面，校园文化品牌总结凝练了学校发展的历史过往，对学校优秀的文职文明和精神文明予以实体依托；另一方面，校园文化品牌建设又为学校未来事业的发展统一了思想，凝聚了人心，发挥了积极的助推作用。文化品牌具有统一的认知度，文化上认同往往是思想上的认同，近年来，各学校开始发力建设校园文化品牌，其实也是通过品牌建设来统一共识的一种优选路径。事实证明，校园文化品牌的成功建设有利于全校上下形成合力，汇聚共识，发挥文化引领作用。第三，建设具有优质的校园文化品牌，已成为优化育人环境，创建和谐的校园文化的重要路径并发挥着重要作用。根据自己学校的专业特色经营策划、提取、推广、总结、凝练成的校园文化特色，并加以宣传和推广，使其在师生中能起到较强的影响力和号召力，进而形成具有凝聚力的校园文化品牌，激发广大师生的爱校热情，这已是校园文化品牌的基本职能，也是其助力学校发展的基本呈现。校园文化品牌一般都是与时代创新精神相结合，吸收时代创新精神中的优质营养、创新思维，跳出固有的思维模式。近几年来，各学校时常强调紧紧围绕时代主题，面向全体师生，立志于着眼校园文化品牌活动的时代创新意义，不断培育校园文化活动新的创新点来推进校园文化品牌建设，打造能够体现富有时代精神的校园文化品牌，更好地满足师生的精神文化需求，服务于学校事业发展，从而营造了积极向上的文化环境和书香氛围，促进学生在精神、文化、才智等各方面全面发展。这些对于良好求学环境的建构都具有积极的意义，也是近年来各学校在校园文化品牌建设中取得的重要收获。

第二节　医学院校校园文化品牌建设实践的问题存在

由于医学院校校园文化品牌建设的起步较晚，实施时间较短，同时，对校园文化品牌建设的理论研究相对滞后，实践的不成熟与理论建设的薄弱交织出诸多的校园文化品牌建设问题，这些问题已成为制约医学院校校园文化品牌建设先进性的主要症候，亟须引起重视，并加以研究以期解决。

一、品牌定位模糊，特色嵌入力不足

品牌建设，定位先行。如果没有精准的科学定位，品牌建设也无法做到有的放矢。那么，一所学校要建设怎样的校园文化品牌呢？这看似是一个简单的问题，但是，未必每一所学校都有清醒的认知。比如，有的观点就认为"名校就是高校品牌"，这实际上是对校园文化品牌定位的错误认知。众所周知，当前学校的发展也是分类型发展，以高等院校为例，也划分为研究型（或学术型）高校、应用型本科院校和高职高专三种类型。品牌是高校在长期发展的过程中经过积累、沉淀形成的知名度和美誉度，是与学校办学层次、办学定位等相适应的。那么问题来了，如果名校也是校园文化品牌的话，那么，非名校的学校又该如何定位自己的品牌建设呢？显然，如果所有的学校都把品牌建设的定位放置在名校的目标，那么，其

品牌建设显然也无法收获应有的效果。

显然，当前我国高校校园文化品牌培育过程中最突出的问题就是品牌定位不精准、不清晰、不鲜明，这直接导致很多高校盲目跟风，投机取巧，片面追求"多而全"，形成"千校一面"的格局，却忽视了医学院校校园文化品牌质量和内涵的建设问题。部分医学院校在浪费了大量人力、物力、财力后，却在校园文化品牌的建设上收效甚微，也没有达到育人的教育功能。究其原因，主要在于部分医学院校在建设校园文化品牌时片面注重文化品牌的知名度，而忽视了文化品牌与高校自身历史文化、特点个性等因素的契合度，不能将文化品牌与高校的发展特色和学科特色有机结合，根据医学发展特色的实际对校园文化品牌进行精准的定位，模糊化的目标方向自然会让建设实践事倍功半，进而影响校园品牌的建设效率，最终影响校园文化品牌以文化人的育人效果。

近年来，虽然有不少学者提出了建设校园文化品牌的倡议，但是国内还未对"校园文化品牌"这一概念内涵做出准确的界定，国内学者在具体的认知上也没有达成共识。同时由于缺乏科学统一、执行性较强的建设评价标准，各医学院校对校园文化品牌的态度不同，认识不同、重视程度不同，认识上的不一致直接导致各个学校在具体实践路径上的差异，缺乏标准的自发性建设很容易让医学院校校园文化品牌的建设方向产生偏离，这会直接影响医学院校校园文化品牌的社会美誉度和影响力。于是，又反过来让医学院校对校园文化品牌的价值产生疑问，甚至会有学校直接忽略校园文化品牌的建设，最终，无法形成品牌建设育学校事业发展的良性互动，校园文化品牌建设的效益体现自然无从说起。

而且，医学院校的品牌应该凸显医学文化特色，但是，在具体的实践中，医学院校的品牌建构路径往往与其他类型的高校并无二致，甚至有些学校直接效仿综合性大学的建设方式，消除自身的医学特色；再就是部分医学院校只是简单地硬性套入医学特带你，并没有与学校的历史发展和实际情况相结合，实际上，这样的医学品牌文化的打造是硬性的，缺乏艺术性和普适性特征，同样属于医学嵌入力不足的症结。所以，当前学校对于校园品牌建设的定位模糊化和认知力不足与医学嵌入力不足的问题都亟须引起重视，并做相应的改进，以确保校园文化品牌的建设质量。

二、内涵建设虚化，专业融合度不高

校园文化品牌的形成需要经过一定周期的积累和实践的检验，这就要求校园文化品牌建设必须要注重提高质量、厚重内涵，只有在知名度、参与度、满意度等各方面都经过精心塑造，才能得到师生的广泛认同和广泛参与，成为学校名副其实的文化标签和文化形象代名词。

当前，部分医学院校在校园文化品牌建设的内在维度和外在维度并没有实现有效的平衡，重外在、轻内在成为部分学校在文化品牌建设上的默契选择。部分医学院校更倾向于外在的宣传效果，一味追求简单的媒介形象和推广，在活动宣传方面投入大量人力、物力、财力。但是，这种外在的形象建设质量并不高。首先，这是一种短期行为，没有经过一定周期的沁润和累积，所以，在品牌效应上无法形成典型性的形象强化和持久的传播效应；其次是其性价比并不高，物质资源的投入与文化资源的投入并不能够形成正比；再次是差异性不强，媒介宣传的投入大部分都属于有偿的硬性宣传，这样的建设路径不具备独一性反而具有效仿性，你可以投入资金宣传我也可以投入资金宣传，所以类同行复制的宽泛的进入关卡反而消匿了文化形象的优质性和品牌传播的特色性，千校一面的建设格局也自然生成。不难看出，一位追求媒体效果，在品牌形象的建构上只注重表面功夫却没能在文化品牌的质量和内涵上下功夫，只会导致苦心培育的校园文化品牌缺乏吸引力和影响力，造成办学资源的浪费，无法达成既定的校园文化品牌建设目标。

所以，只重塑造，不重内涵成为当前校园文化品牌建设的一个短板，所以，塑造高校文化品牌成为一种非常流行的提法。诚然，校园文化品牌需要塑造，但是，塑造的认为痕迹比较明显，这样的文化建设行为与文化资源的生成规律并不相符。部分高校在校园文化品牌建设中忽视了文化品牌是大学精神长期发展和积累的结果，这是一个具有一定周期的自然性过程，过分注重塑造、包装，将品牌建设演变为一个概念的凝练、新名词堆积、硬性的形象建立的过程，把一些没有实效和内涵的所谓的新闻点打造成悬浮的校园文化形象，从长远看，这种功利性的做法经不起时间的考验，既浪费了办学有限的资源，对校园文化品牌的形成也是具有危害性。而另一种情形是认为学校文化品牌的塑造是学校宣传部门的工作，宣传高校就是建立高校品牌，这是一种简单化的认知，把品牌的建设完全归于塑造和宣传，而没有关注文化品牌的全面性和系统性，显然这是曲解品牌建设内涵，这样的急功近利的建设倾向对于校园文化品牌的先进性和引导性的上海也是显而易见的。

而且，在具体的建设过程中，医学院校也没有将医学特色进行普适化的融合改进。医学的专业性和行业性的属性较高，这在建造特色化的同时也抬高了其认知和传播的门槛。所以，在医学文化品牌的建设过程中，要特别注重医学特色的普适性和接受度，不能曲高和寡，要接地气，贴近师生的实际诉求，深入浅出，通俗易懂。但是，部分医学院校在校园文化建设的过程中，往往注重行业的特殊性，却忽略了与社会民生和师生关注点的有效融合，由此而建设的校园文化品牌也会缺乏亲进性而影响它的传播力。

三、创新动力不足，个体区分度不高

品牌的生命力在于不断创新，通过新技术、新形式的注入，为品牌增加新鲜血液，赋予新的内涵。所以，创新力是医学院校校园文化品牌建设的精神内核，也是衡量品牌成功度的重要标准。但是，值得引起注意的是，部分医学院校在校园文化建设过程中，仍然存在创新活力低下的问题，产品边界的探索与开拓性不强，文化活动形式单一，参与主体圈层狭窄，文化范畴空间不够开阔，资源感触力滞后，在具体的建设内容上也存在着拘束在以往的建设经验和资源，故步自封，对于新的资源挖掘和新的建设项目探索力明显欠缺。值得引起注意的是创新活力不足致使校园文化品牌影响力较小，尤其是后期品牌影响力的持续效应不强。往往一项校园文化活动举办后，参与的只是学校社团组织的学生，其他非社团学生、在校教职工、家长等的参与度明显不足，这与文化的普适性特征是不相符的，而且对于校园文化品牌的传播也形成一定的制约。而且，医学院校校园文化品牌建设的创新性不足，直接导致校园活动缺乏吸引力、影响力和带动力。由此而造成师生的参与性降低，而师生参与度的缺乏反过来又导致活动内涵达不到深层次的传达，双向度的联动性不足又降低了校园文化品牌的适应性活力，活动预期目标和文化品牌的建构理想也自然无从谈起。这样，从建设内容到参与主体无法形成互动，最终影响文化品牌的建设效率。

由此可见，医学院校校园文化品牌要达到有效的培育功能，不仅内容上要承接好传统延续，根植学校的历史发展文脉，从学校的丰厚积淀中汲取营养。而且，在内容和形式上校园文化品牌也要着力于不断创新，不断更新建设理念，不断丰富文化产品形态，并形成长效建设机制，这样才能丰盈校园文化品牌的活力维度，增强品牌的普适性，进而达到以文化人、以文育人的目的。

需要思考的是，医学院校校园文化品牌的建设，是一个长期积累、积淀的过程，具有一定的周期性。在此过程中，建设理念需要保持更新，不能故步自封。但是，部分医学院校对于品牌建设的理念认知显然并没有重视，并与时代和学校的发展情况相互结合。与此相伴的是，时代在不断变化，医学院校生存的内外环境在不断变化，文化资源的生成在不断变化，师生的需求也在不断变化。如果医学院校校园文化品牌建设与这些变化无法形成不发一致，并找准切入点实现协调统一，那么，在变化中创新化发展将成为可有可无的"纸上谈兵"。如果校园文化品牌的建设因循守旧，不去锐意革新，最终与广大师生的接受维度产生偏离，进而让广大师生失去对文化品牌的归属感和认同感，校园文化品牌建设也就无从谈起。

四、整体规划薄弱，资源整合力不足

当前，虽然诸多医学院校开始着力建设校园文化品牌，但是，整体的规划与顶层设计较为薄弱，缺乏强有力的统筹领导和系统的规划，并没有

从学校的历史文化发展的实际出发，形成全面细致的规划方案。而且，在医学院校校园文化品牌的设计和建设上，往往由一个或几个部门负责文化建设的设计和实施，无法形成整体统一的领导和系统一致的方案共识。在具体的设计上，往往是单一的个体方案设计和单体项目建设，缺乏整体规划设计和整体思路，具有应付工作倾向，并没有深刻地认识到校园文化对学校发展所带来的影响，在实际建设的过程中不能主动融入学校发展的主旋律，更多的是复制与模仿。同时，在建设过程中，医学院校校园文化建设与学校实际发展脱节，与学校师生的利益关联度不高，导致校园文化建设浮化，缺乏区域结合、自身发展结合，整体的规划力不强。

目前，医学院校校园文化建设的发展仍处于初级阶段，在校园文化资源的整合上还具有较大空间。主要表现在以下几个方面：一是文化资源的分布较为分散，集中度不高。这主要是由于，学校不同部门、单位、学院的特色度和领域性差异较大造成的。比如，医学院校下设的二级院系并不仅仅有临床医学院，而且还有医学相关或者非医学院系构成，其中，各院系的学科类别也不相同，除了医学还有教育学、工学、法学、理学、管理学、文学等多学科门类，不同学科的文化表征也不尽相同，自然也决定了各个二级院系所积聚的文化资源也并不相同。而且，当前医学院校二级院系之间的独立性较强，如果缺乏统一的领导和管理协调，那么很难形成资源的协同汇聚，文化资源的整合自然难以形成整合效应。二是受医学院校管理体制与硬件设施局限性的限制，各部门、单位所汇聚的校园文化资源的整合及其作用发挥的力度也非常有限，有待进一步强化。具体表现在没有统一的文化脉络贯穿，无法形成合力。三是医学院校校园文化资源的自生性较强，主要是在历史文化的发展中自然形成，干预性和引导性虽然占据一定的分量，但是整体上来看，医学院校校园文化资源的出现还是以自发为主，这样又反向致使文化资源的发展缺乏统一的规划和引导，在资源积聚上发散用力，汇聚度自然不高。四是对文化资源的集中性和统一性的认知重视度不够，只是按照自己本部门、单位、学院的实际情况进行文化资源的积聚和丰盈，而认识上的不足往往致使校园资源的汇聚实践缺为，再加上还有一些隐性文化资源需要进一步开发并通过恰当的载体形式呈现出来，这样的理念认知很容易让文化资源的生成呈现散点化的格局，最终形成文化资源分散的局面。

第三节 医学院校校园文化品牌建设的实践进路

党的十九大报告提出了新时代文化建设的基本方略。可以概括四句话：明确了文化建设在中国特色社会主义建设总体布局中的定位，提出了新时代文化建设的目标，指出了新时代文化建设的着力点，提出了新时代文化建设的基本要求。[①] 这一论断的提出，也为滨州医学院的校园文化品牌建设确认了实践进路。要建设滨州医学院的特色文化，总的指导原则是秉承中国的文化价值理念，对应到滨州医学院文化品牌建设的具体指向，那就是坚持滨医几十年来历史积淀形成的文化立场，立足于当前滨医文化的发展现状，思考和解决当下滨医的文化问题，提出滨州医学院的规划建设方案。

一、用机制建构激活医学院校校园文化品牌建设推动力

医学院校校园文化品牌建设内容涉及面较为广泛，与学校各个部门、单位、学院的工作都有关联，需要方方面面共同参与。于是，组建科学合理的协同工作机制，探索医学院校校园文化品牌建设的内在规律，确立健全的建设机制，以实现校园文化品牌建设的协调、有序的运作，这也是确保校园文化资源优化配置和可持续发展的必要前提。同时，随着教育发展的日益纵深化，医学院校校园文化建设在组织运作、资金注入、资源配置、主体参与、统筹实施等方面也面临着新的历史机遇，校园文化品牌建设必须立足于当前学校发展转型升级的现实。文化资源是学校发展的综合实力的映显，积极开掘校园文化资源的效力也是扩大校园文化资源储备的

---

① 祁述裕：《党的十九大关于文化建设的四个突出特点》，《行政管理改革》2017年第11期。

有效路径。充分发挥文化资源的作用，可以使学校在经济、社会、文化等方面协调发展，可以增强学校发展的凝聚力和吸引力。综上所述，不难发现文化资源的有效利用对医学院校校园文化的建设具有重要作用。要有效发掘校园文化资源的效能，首先要有先进的文化资源发展的顶层设计，形成完善的管理机制，以利于实现资源的优化配置和可持续利用。加强校园文化建设需要制度创新，而制度的创新则需要完善的发展机制作为强有力的支撑。所以，要成功实现校园文化品牌文化建设，必须要有完善的顶层设计，并强化校园文化建设管理，通过制度创新形成完善的建设发展机制。

二、用资源整合撬动医学院校校园文化品牌建设创造力

所谓整合，就是优化，是按照最优的、最新的、最具有竞争力的标杆来对资源进行组合，不断实现优势资源的充足，不断实现组织竞争能力的提高。[①] 对于医学院校校园文化建设的资源整合，那就需要学校成立专门的组织领导机构，打破部门、单位、学院等组织个体的划分所形成的实体边界和职能束缚，对各自的文化资源进行整合，充分实现校园文化的价值，校园文化资源的整合是整个校园文化服务的关键环节，也是校园文化品牌建设的基础。建立完善的面向学校和社会的校园文化资源整合，是切实解决医学院校校园文化品牌体系建设面临的主要矛盾和问题的重要抓手。那么，医学院校校园文化资源的整合又该遵循怎样的原则呢？创新是根本遵循。资源整合的实质就是文化创新，配套的制度创新、环境创新、文化创新都是题中之意，不断赋予医学院校校园文化资源整合以新的内涵也是创新的必然路径。同时，医学院校校园文化资源的整合创新还要着力于加强文化阵地建设，并以此为平台和载体，促进校园文化建设的繁荣发展。文化载体，即承载文化内涵的一切有形要素，是文化赖以表现的基础。而校园文化载体则是指纯物质方面和设施方面的因素，作为文化载体的基础性设施建设在校园文化建设中至关重要，它不仅是学校开展文艺活

---

① 涂冰燕：《城市社区文化建设的现实困境与实践进路》，《中共济南市委党校学报》2014年第5期。

动的主要场所，也是提高校园文化内涵和品位的主要阵地，是文化资源集聚的有效空间，创建对校园文化品牌具有重要铺垫作用。

三、用特色区分提升医学院校校园文化品牌建设发展力

文化品牌建设发展力是一个综合的概念，它包括了公益形态的文化，也包括产业形态的文化。就学校而言，显然公益形态的文化指向性更强，以校园公益文化为基础的形态便是校园文化品牌的建构基础。针对医学院校依据悬壶济世的学校特色底蕴在文化建设运行过程中，不断涌现出的先进经验、成果做法以及为师生喜爱的文化活动和文化团队。滨州医学院近年来在文化建设上始终深耕专业特色，先后打造了"国医节""滨医大讲堂""助残日"等一系列富有特色的品牌活动，这些好的经验和做法、优秀的活动和团队，是社区文化品牌建设的重要基础。更关键的是，这些特色化的活动服务性较强，在平衡师生切身利益的维度上能够代表广大师生的诉求，体现出文化育人的公共文化服务体系的效应和功能，以特色化的实践探索形成了文化品牌建设的发展动力。在具体的文化建设路径上，滨州医学院并没有全面涉及，而是紧紧围绕学校的类型特征和发展特色，以医学卫华为校园文化品牌建设的发展动力，以本有的医学逻辑和发展规律与校园文化的建设相互融合，力图形成不同鲜明特色文化校园品牌发展力的典范探索样本。

四、用创造转化提升医学院校校园文化品牌建设创新力

文化的繁荣兴盛需要源源不断的动力。这个动力源泉的根本在于创造性转换和创新性发展，只有通过医学院校校园文化体制和实践建设的不断改革，破除阻碍校园文化品牌发展形成的体制机制障碍，进一步解放校园文化生产力，才能焕发出医学院校校园文化建设的勃勃生机；只有大力推进文化创新，不断创新文化内容形式和手段方法，营造鼓励创造和创新的良好氛围，才能激发文化发展的旺盛活力。要转变医学院校校园文化的建设观念，以自立、自强、自兴、自养、自信为发展策略，发展校园文化新

兴增长极，通过多措并举的创新性手段比如可以引入具有独立法人资格的公司或者企业经营，也可以通过政府的鼓励和政策支持，吸引社会团队或者个人参与，以实现校园文化建设内容的更新，以多元化的创造性发展促进医学院校校园文化繁荣，为医学院校校园文化品牌建设的可持续发展提供强劲的动力支持，为医学院校校园文化品牌的功能发挥奠定基础。

第四章 滨州医学院校园文化品牌建设探索的三大基础

第一节 滨州医学院校园文化品牌建设的历史基础

滨州医学院校园文化品牌建设具有较为厚实的根基。1999年4月18日，滨州医学院第一次党代会鲜明提出：动员全院共产党员和师生医护员工，进一步解放思想，团结实干，抓住机遇，开拓进取，不断提高教育质量和办学水平，为把一个充满生机和活力的滨州医学院带入21世纪而努力奋斗！第一次党代会对滨州医学院的文化形象的界定非常明确，即生机和活力。也就是说，滨州医学院"三个校园"之一的"活力校园"早在20世纪90年代便有了目标价值的确认和指向意义。在第一次党代会中，滨州医学院确立的五大主要任务和重点工作中第四大任务便是"进一步加强精神文明建设，全面提高师生素质"，这一任务目标的确立也描摹了最初滨州医学院校园文化品牌建设的初步形态，一是解决了以精神文明为牵引的文化建设方式问题；二是解决了这一时期对于校园文化建设的目的界定问题，记：全面提高师生的素质。以上方面的确定决定了这一阶段滨州医学院的校园文化建设的特征指向是活力建设，主要建设内容是精神文明。

2004年7月9日，滨州医学院第二次党代会召开，会议确立了滨州医学院下一阶段的八大工作任务，其中，第六大任务便是强化大学文化建设，营造优良育人环境。与第一次党代会滨州医学院对校园文化建设形态的界定不同，第二次党代会的表述有了新的变化：一是旗帜鲜明的提出大学文化的建设，这标志着滨州医学院校园文化建设由精神文明向大学文化更为综合的形态递进；二是强调了校园文化建设的重心和落点在于育人环境的营造。这与"三个校园"中的"美丽校园"的建设指向是一致的，也是重要的前期基础。所以，这一阶段滨州医学院校园文化的建设着力于校园环境的打造，比如仁心湖、三味书屋、百草园等标志性文化景观工程全部在这一阶段完成。

2010年6月30日，滨州医学院召开第三次党代会，会议旗帜鲜明地提出"加强大学文化建设，积极营造良好的育人环境"。由强化到加强的转变以及积极词汇的添加标记了这一阶段的校园文化建设的内涵建设的完善性，一是丰富了校园文化建设的涵盖维度，不仅是制度和校园环境，而且开始回溯历史，承继仁爱源头，这一阶段残疾人教育的扩大、好事的集中出现就是很好的印证；二是进一步明确了校园文化的育人功能的指向，承接第二次党代会的确认提出，这一次的强化是更为基础的印证，于是，为"三个校园"的提出打通了历史链条的连接，形成了完整的文化建设脉络。

2017年12月27日，滨州医学院第四次党代会胜利召开，标志着滨州医学院校园文化建设站在新的历史起点，进入了全面建设阶段。会议重点提出，滨州医学院协议阶段的校园文化建设方向："凝练提升滨医文化，弘扬滨医精神和'仁心妙术'"校训精神，建设底蕴深厚、特色鲜明的大学文化。推进"仁爱、美丽、活力校园"建设，提升校园文化活动的整体质量和品位。"这标志着滨州医学院校园文化的建设进入全面化和品牌化阶段，"三个校园"建设成为滨州医学院校园文化建设的里程碑式的关键节点，一方面，它总结了滨州医学院以往历史阶段的文化建设的积淀，并进行了凝练提升；另一方面，它也标记了滨州医学院校园文化建设的未来走向，将以文化引领为目标定位，凸显校园文化建设在学校各项事业发展中的新责任和新担当。

通过滨州医学院文化建设历程的梳理，不难发现，滨州医学院大学文化建设的起步较早，理念认知也形成了一定的探索成效。但是，在品牌确认上还没有形成成熟的认知和体系建立。主要表现在以下几个方面：一是无法形成相对稳定的具有一定辨识度的文化积累。虽然校训、校徽以及一些典型的文化建设项目取得了一定的成效，但是集中度并不高，并没有形成统一的、凝练的核心指向。二是协同性不强。学校的文化建设项目发力分散，缺乏有机的协调性统一和统筹规划，无法形成集中度较高、持久性较好的文化重点项目集成。三是精品化意识欠缺。学校在文化项目的建设上也进行了一系列探索尝试，虽然取得了一定的成绩，在短期内于师生中形成一定的知名度和影响力，但是，与精品项目的建设仍有一定的差距，具体表现在项目的思想性文化融入与学校校史发展特色的契合度和关联度不高，文化项目的艺术审美性不强，文化建设的表达方式和技术特征较为落后，无法形成先进的理念引导，文化产品的辨识度和特色性弱化，难以形成较高层次的文化吸引。四是缺乏项目抓手。多年来，滨州医学院始终对大学文化建设比较重视，也进行过多次讨论，并形成了一些制度性的文件。但是，在实体项目的建设上始终没有凝练出叫得响、喊得开、擦得亮的拳头项目，缺乏具体的依托，这样，大学文化建设的落点便无从寻起。校园文化品牌建设自然也无法破局。

近年来，随着滨州医学院各项事业的快速发展，与之相适应的文化配套建设也亟须跟进。尤其是滨州医学院第四次党代会的胜利召开，学校确立了建设优势突出、特色鲜明的高水平医科大学的建设目标，以此为牵引，滨州医学院在新的历史起点开启新的发展征程。尤其是滨州医学院第四次党代会期间，滨州鲜明提出的"秉承'仁心、妙术'校训，大力弘扬滨医精神，建设底蕴深厚、特色鲜明大学文化""培育和践行社会主义核心价值观，积极推进'仁爱校园、美丽校园、活力校园'建设"等宣传标语，对于校园文化建设的具体指向有了全新的确认与内涵阐释。尤其是旗帜鲜明地提出"仁爱校园、美丽校园、活力校园"三个校园的建设口号，这标志着滨州医学院大学文化建设开启了特色化、品牌化的全新阶段。

滨州医学院第四次党代会对学校发展的目标做出顶层设计和宏观规划，即建设优势突出、特色鲜明的高水平医科大学。目标的实现不仅需要学校教学、科研、学科、专业等硬核指标完成高水平发展的目标确认和智力支持，而且，还需要一流的文化软实力做相应配套。而校园文化品牌的建设又是学校文化软实力建设的关键和重要支撑。与建设目标相对应的是，依据学校发展的蓝图设计，滨州医学院的文化软实力配套也需凸显优势，确立特色。优势突出的提法对应到学校的办学优势，既包括教学、科研的优势，也包括文化软实力夯实的优势。那么，滨州医学院的文化优势该如何承接？又该如何搭载，纵观当前各层次学校的校园文化建设经验，品牌化发展是发展路径的必然选择。品牌的基本底色是精品意识和强力的辨识度和一定的影响力，而这些都是优势化确认的必要前提。所以，要确认突出优势，必先打造优势品牌，优势品牌的形成在一定意义上也是突出优势的确认。而特色鲜明的定位不仅标注了滨州医学院的学科、专业的发展特色和学校整体发展的类型定位，对于相应的大学文化建设也应该有着明确的差异化指向。没有特色性的文化软实力也无法支撑起高水平医科大学的特色发展，文化是大学发展之根，文化特色无从谈起，又怎么去建设相应的特色鲜明的高水平大学呢？所以说，滨州医学院确认的发展目标秉承了特色文化发展的基因，同样，校园文化品牌的建设也需要遵循特色化发展路径，这是教育发展赋予的新时代命题，也是滨州医学院特色发展的必然要求。

自建校以来，经过几十年的发展，滨州医学院的文化资源形成了一定的人文厚度，文化建设体系也愈发成熟。可以说，文化建设的品牌化升级的条件已经具备，文化条件的成熟成为校园文化品牌建设的另一层面的重要现实依据。

第一，滨州医学院已经具备成熟的文化标识体系。目前，滨州医学院的校训、校徽、校风、学风、教风均已成形，这些文化标识的确认让滨州医学院有了自己的文化体系，也标记着滨州医学院文化建设已经形成较为成熟和稳定的凝练，具备了文化品牌建设的标识基础。

第二，滨州医学院已然形成部分具有特色性的文化景观集群。建成了青年广场、仁心湖、百草园、三味书屋等文化经典以及妙手石、八〇石、七九松、德园、憩园等景观小品，这些文化景观有着鲜明的医学文化特色，以物化的形态承建了滨医文化的历史传承。它们对于具有指向性的校园文化品牌建设既呈现了物象照应，又营造了浓厚的具有医学特色的文化氛围。值得关注的是，这些景观小品所表现出的文化指向恰好与滨州医学院的类型特征、办学历史、发展特色有着较为默契的吻合并且能够形成内在的逻辑一致，这恰好反衬出滨州医学院在校园文化建设上已经有着成熟的认知，并能够形成物质文化和精神文化的双向互动。

第三，滨州医学院校史展馆成功建设，成为滨州医学院文化集中展示的重要窗口，也是滨州医学院文化成熟的重要标识之一。校史展馆是学校文化建设的必备元素，也是梳理、凝练、展示学校历史文化的有效平台。以此为基础可以形成滨州医学院历史文化的集中展示区，并融合教育、参观、传承、教学等多方面功能，打造校园文化建设的亮点。当然，校史展馆的成形还有一个重要的意义，那就是标志着学校文化发展的成熟。因为校史展馆的建设要有一定层次的分阶段校史划分，还要有一定的历史文化资料的积累，并能够形成一以贯之的文化建设脉络线索，凝练出富有表现力和代表性的主题，这些都代表着滨医找到了自己的文化根源，并形成了完备的文化体系认知，能够回答滨医文化是什么？怎么来的？如何发展的？将来怎样发展等等，这些问题时滨州医学院针对校园文化建设必须要面对的命题，通过校史展馆的建设，以文化的柔韧度很好地回答了这些问题，这也代表着滨州医学院的文化发展到了比较成熟的阶段，在一定程度上也标记了滨州医学院在校园文化的建设上进行品牌升级已具备了基础性的条件。

第四，《滨州医学院大学文化建设规划》的出台让滨州医学院的校园文化品牌建设有了政策机制保障和顶层设计指引。2017年，滨州医学院按照"五个进一步"（进一步加强主流价值融入、进一步弘扬中华优秀传统文化、进一步注重创新精神培育、进一步发挥高雅艺术熏陶作用、进一步拓展文化服务影响）的思路，研究制定《滨州医学院大学文化建设规划（2017–2020年）》，文件的出台明确了滨州医学院校园文化建设的主要任务及工作分工，并从加强学习研究、解决思想认识问题，加强统筹协作、解决工作合力问题，推进创新、解决文化特色的问题，加大投入，解决文化建设的保障问题等方面对校园文化建设的具体进展进行了安排部署；值得关注的是，同是这一年，滨州医学院明确了推进"仁爱校园、美丽校园、活力校园"的建设意见，这也是对校园文化建设的集中凝练和发力提升。至此，滨州医学院的校园文化建设有了较为完备的认知体系和机制基础。而且，一举破解了以往"有文化纲要、无文化实体"的校园文化建设的尴尬局面，校园文化建设也有了具体的抓手和依托项目，标志着滨州医学院校园文化品牌的载体建设的成熟。

第五，滨州医学院仁爱文化蔚然成风。"仁心妙术"的校训圈定了滨州医学院的文化内涵，也形成了学校文化特色的发力方向。多年来，滨州医学院各项事业发展也能够紧紧地围绕着凸显仁爱文化的主题印记进行发力。比如，在教育教学上，"三生教育""医本思政""国医教育"等都映显着仁爱特色，通过符合师生地文化诉求的教育活动设计在仁爱文化的互动上进行了有益的探索并取得良好的成效，无论时毕业生的素养还是仁德师资的培养，在"十佳好人""师德标兵"等各奖项的评选中都有滨医人的印记便是很好的印证；在学科发展上，滨州医学院全力建构大康复教育体系，以学科建设和人才培养实实在在服务残疾人群体，并初步形成一些具有独特性的学科专业，比如听力与言语康复、健康服务管理本科专业在全国也为数不多，医学技术康复方向研究生专业全省唯一，这些具有特色性的学科专业为滨州医学院将仁爱文化嵌入学校教育教学提供了良好的探索路径，也形成了医学院校打造仁爱文化的典型借鉴；在服务社会上，滨州医学院依然深耕"仁心妙术"，积极服务地方，先后打造了"精准医疗扶贫""乡医培训""爱心义诊""志愿服务"等影响大、声誉佳的社会服务品牌，进一步将滨州医学院的仁爱形象广而告之，形成了良好的社会美誉度。多方面的仁爱文化着力也形成潜移默化的育人影响，多年来，滨州医学院始终不乏好人好事，有教职工也有年轻学子，感动山东2018年度网络人物宋海燕、考研复试之际选择捐献救人的李金国、第九届中国大学生年度人物候选人刘杨、"山东好人""2017十大年度人物"入选者刘成霞……他们的大爱善举也让滨州医学院好事频现，形成良好的仁爱氛围，可以说，仁爱文化已在滨州医学院发展成熟，而仁爱又是医学教育的根本，也是医学发展的悬壶济世的最终指向的文化软实力基础，这些对于滨州医学院确认自己的文化特色发挥了基础作用。从建校至今，仁爱文化的成熟不是学校刻意开启，而是经过一系列事件与人物之间的互动生成而形成的文化建立，经过了一定周期的自然成长和一定维度的自我修正与探索，这是符合文化发展规律和内在逻辑的。尤其是再1985年滨州医学院开创全国残疾人高等教育先河，举办全国第一个残疾人医学系，可以说这一办学事件的发生已标记了滨州医学院仁爱文化的发展基因，到21世纪，学校确认了"仁心妙术"的校训，标志着学校仁爱文化特色传承与起篇，到第四次党代会，滨州医学院确立了建设优势突出、特色鲜明的高水平医科大学的办学目标。至此，办学方向的成熟也急需文化建设的成熟作为配套。于是，仁爱文化发展的成熟确认成为滨州医学院新时代发展的重要命题。可以说，校园文化品牌的建设正式对学校发展以及文化发展成熟的有力承接，也是发展需求的内在必然。通俗地讲，经过几十年的发展，滨州医学院需要一个喊得亮、叫得响的文化品牌既能总结几十年来滨州医学院得文化发展资源，又能够做发展的相应软实力配套，可以说这也是滨州医学院历史文化发展的必然。

第二节　滨州医学院校园文化品牌建设的现实基础

滨州医学院是山东省应用型人才培养特色名校、山东省博士学位授予立项建设单位，前身是始建于1946年的原国立山东大学医学院，1956年3月独立建制为青岛医学院，1970年10月整体搬迁至山东省惠民地区行署驻地北镇办学，1974年11月设立青岛医学院北镇分院，1981年9月改称北镇医学院，1983年3月随驻地更名为滨州医学院，2002年烟台校区投入使用。目前滨州医学院已发展成为一所以医学学科为优势，康复医学、特殊教育为特色，医、理、工、管、教等多学科门类渗透融合、协调发展的省属本科医学院校。现有滨州、烟台两个校区，占地1616.8亩，主校区位于山海相拥，风光旖旎的"十大宜居城市"之一山东烟台。

几经历史辗转，滨州医学院形成了自己的特色。从区位上而言，滨州医学院是山东省唯一一所横跨"蓝黄"两区中心城区的医学院校，双重国家政策的叠加未为学校发展标记了浓郁的个性特点，不仅有着生态健康的追求，而且也有着对外开放的鲜活基因，这些都促成了学校别具特色的活力特征。从文化根源上而言，滨州医学院由所处区位决定黄河文化和海洋文化交织，既有默默孕育的坚守品格，又有勇立潮头德改革特质，双重文化基因的叠合让滨州医学院的成长气质别具风格，既有包容坚韧的美丽风范，也有开放活跃的活力奔腾，形成了鲜明的文化气质特点。从办学育人而言，滨州医学院敢为人先，于1985年创建全国第一个专门招收肢残青年的临床医学系（医学二系），开创了我国残疾人高等教育的先河。之后，学校持续发力，2012年招收视障学生，2018年招收听障学生，填补了全国医学院校开展本科层次视障生、听障生教育的空白。30多年来，滨州医学院已探索形成了"残健融合、教康结合、学用合一"的残疾人人才培养"滨州医学院模式"，为社会培养了1134名残疾人医学人才，基本形成了"残疾人人才培养和服务残疾人事业专业人才培养"协调发展的格局，为促进国家进步文明事业做出了积极贡献。学校的国家残疾人高等教育基地、盲人医疗按摩规范化实训基地、康复医师规范化培训基地也为学校的办学发展标注了鲜明的特色。

值得关注的是，滨州医学院近年来所做的两个规划设计为滨州医学院的个性化标注实现了良好的助力。一是学校建设优势突出、特色鲜明的高水平医科大学的办学目标的精准定位，尤其是优势何特色的鲜明提出，为学校的办学发展烙实了个性化的印记；二是学校"一优两特"（以临床医学学科为优势、康复医学和特殊教育为特色）的办学格局确认，既是对学校办学目标的优势与特色标记的有力承接，也确立了滨州医学院新时代的发展特点包括文化特色。

以上个性化文化印记的注入让滨州医学院的校园文化品牌建设具有作为个案的特殊意义和价值。一方面，滨州医学院作为地方性医学院校，无论是办学规模、政策资源以及办学的综合性资源汇聚都具有一定的瓶颈束缚。伴随着学校的发展变迁，滨州医学院校园文化建设也并非一蹴而就。烟台、滨州两校区的协调发展以及文化风格的共荣统一、学校发展规划的变化指示文化指向的变动、作为医学专业院校的文化性提炼与强化、至今都无法形成具有普遍认同度和贴近性的文化品牌等等都是滨州医学院在文化建设中所面临的难题。另一方面，这些难题在一定程度上也由特殊性体现出普遍意义，在当前各个学校争相重视文化的语境中，这些难题的克服实际上也为同类型院校的文化建设提供了探索的典范样本和创新借鉴。滨州医学院经过近几年的文化积累和勇于开拓在校园文化品牌建设方面也进行了全新的探索。在人才文化上，学校先后实施财富工程、师德标兵、最美教师等项目，通过多渠道媒介宣传推广，全面发掘、凝练、推介了滨医人的集体形象，并树立了王沪祥、张文博、徐荣祥等师者典型，对滨州医学院的校园文化提升形成人类文化学的视角介入；在办学文化上，学校致力于"仁心妙术"的文化营造，围绕大医精诚和仁爱情怀，学科建设上发力大康复教育体系，思政教育聚力"医本思政"教育，专业建设上持续"一优两特"格局建构，服务社会上开拓精准医疗扶贫路径，教育特色上全力开拓康复教育，并在全省率先成立康复学部，建设康复博物馆，在办学文化上不断打造专有特色。在校园景观上，滨州医学院不断调整校园景观建设，逐一建设了仁心湖、青年广场、校史展馆等校园文化景观，在文化氛围的营造上形成了文化个性。

综上所述，类型层次的束缚与勇于突破的创新让滨州医学院在校园文化建设上有着较为鲜明的样本价值：一方面，它的探索创新给予当前同类型院校在新时代环境下打造校园文化品牌并实现突破创新提供了策略启发；另一方面，其在校园文化品牌建设过程中所破解的困局和难题也凸显和折射了当前同类型院校在校园文化品牌建设上的困顿和隐忧。如果在校园文化建设上无法形成特色凝练和个性化凸显，形成品牌化发展的战略，那么，这样的文化建设不仅影响学校的形象建构，而且会不利于办学资源的分配，分散办学精力，影响学校的可持续发展。因此，以滨州医学院校园文化品牌建设为个案，对校园文化品牌建设的具体策略进行总结与反思，就有重要的现实意义。

第三节　滨州医学院校园文化品牌建设的个性基础

文化是大学的核心竞争力，而特色化又是文化建设的重中之重。而一所学校该如何探索凝练自己的特色文化，这需要进行全面系统化的实践与思考，这对于滨州医学院校园文化品牌建设的个案价值有着积极的映显意义。近年来，滨州医学院根据专业特色，深刻审视医学的本质、大学的本质、文化的本质，深入梳理办学思想、育人理念、大学精神等一系列深层次问题，以建设符合时代精神、富有滨医特色、独具人文魅力的大学文化为目标，积极倡导仁爱文化，激发师生仁爱情怀，将仁爱文化精神融入学校教育、管理、服务的各个环节，为促进学校内涵发展、提高人才培养质量提供了强大的精神动力和坚实的文化保障。

一、提高文化自觉，挖掘医学教育文化内涵

大学在本质上说是文化组织、文化存在，文化传承创新是其重要职能。打造仁爱文化，就要充分认识文化在培育医学人才中的关键作用，明确医学教育的文化特色，挖掘医学教育的文化内涵，塑造医学教育的文化品格。

（一）确立"仁心 妙术"校训，塑造仁爱文化品格。滨州医学院在60余年的办学历程中，凝练形成了"仁心 妙术"的校训。"仁心"，就是要有仁爱之心、仁慈之心、仁义之心，具仁者情怀、心系天下，关爱生命、关爱社会、关爱自然。"妙术"，就是要有精深学术、精湛技术、精妙创造，具智者才学、崇尚学术，勤于学习、精于实践、勇于创新。"仁心 妙术"

校训集中体现了仁爱精神的内涵与精华，体现了传统文化与时代精神的有机结合，体现了价值追求与职业素养的和谐发展，深刻而凝练地标示着滨医的文化特质和价值追求，彰显着医学教育的人文本质和科学精神。

（二）勇于承担人文责任，推动社会文明进步。医学意味着道义，仁爱意味着责任。1985年，在全国高校拒收残疾学生的情况下，滨医人高扬人道主义旗帜，勇担社会责任，创办了全国第一个招收残疾大学生的本科系———医学二系，探索形成了一条残健融合、教育与康复相结合的残疾人高等教育新路子，开辟了我国残疾人高等教育的新境界，推动了社会文明进步，提升了大学在引领社会文明进步中的责任意识。残疾人高等教育的创办正是仁爱文化的充分体现，是人文精神的生动诠释，已成为学校鲜明的办学特色、宝贵的人文资源和最亮的文化名片。通过残疾人教育实践，师生们对生命和健康的认识更加深刻，对生命多了一份尊重，对健康多了一份珍视，对他人多了一份关爱，对社会多了一份责任，学会关怀、学会尊重、学会合作已成为全校师生的自觉追求，形成了"珍视健康、尊重生命、维护公正"的人文情怀，成为仁爱教育的生动教材。

（三）彰显医学文化特色，丰富仁爱文化内涵。医学具有人文属性。传统医学主张"医乃仁术"，把"济世爱人"作为医者的神圣义务和崇高职责。作为以医学专业为主的院校，大学文化建设突出仁爱文化，这是滨州医学院的优势所在、特色所在、亮点所在。仁爱文化源于齐鲁文化的深厚底蕴，体现医学学科的人文本性，符合医学教育的根本要求。立足于齐鲁文化的沃土，继承发扬传统医学的人文精髓，滨州医学院高扬仁爱精神旗帜，积极打造仁爱文化品牌，通过育人理念体现仁爱精神、课堂教学贯穿仁爱精神、主题教育活动渗透仁爱精神、社会实践教学践行仁爱精神，将仁爱精神内化为师生的精神气质，实现了内化感悟、心灵洗礼、素养提升、气质彰显，使仁爱文化"树魂、塑形、植根、显效"，为培育德医双馨人才提供了丰厚的文化资源。

二、构建文化体系，培育师生仁爱情怀

在大学文化建设实践中，学校通过挖掘与传承、感受与领悟、传播与升华等环节，砥砺文化品格，强化文化认同，打造立体化、全方位的仁爱文化体系。

（一）实施爱心培育工程，激发师生仁爱情怀。一是通过开展"财富工程"，采访学校重大历史事件的见证人、德高望重的专家教授和知名校友，系统挖掘、整理学校历史和人文资源，使学生走进滨医历史、走进名师心灵，更深刻地理解"仁心 妙术"的校训内涵，更深切地感受滨医精神，学校深厚的文化积淀和丰富的人文底蕴成为培育仁爱文化的沃土。二是将仁爱精神教育贯穿于人才培养过程中，把医学伦理、医学生誓言等纳入教育的基本内容，使学生对仁爱精神有深刻的感知。三是将仁爱精神渗透于主题教育活动中，通过开展"生命、生活、生存"主题教育活动，启迪大家思考生命、关怀生命、担当生命，引导学生正确对待自我、对待生命、对待病人，营造和谐的人际关系和医患关系，提高学生关爱病人、尊重生命的职业意识，奠定学生职业道德、职业态度、职业操守的坚实基础。

（二）实施人文涵养工程，升华师生精神境界。一是以美育中心等重点项目的建设为载体，打通人文通识资源平台，通过"文学经典与文化传承""哲学智慧与批判性思维""世界视野与现代化认识""科学精神与科学探索""自然生态与生命关怀""艺术创作与审美体验"等人文教育模块，努力实现"提高人文素养、打开思想视野、培养思辨能力、增强创新能力"的目标，实现科学精神与人文精神的完美统一。二是开展"滨医大讲堂""读书节""经典诵读""美文朗诵大赛""端午诗会""大学生科技文化艺术节"等人文素质教育活动，使学生对博大精深的传统文化有更深的理解，以中华文化注重人格、注重伦理、注重利他、注重和谐的东方品格和人文精神滋润心灵，切实提高内在修养，丰富精神世界，培育学生关爱生命、关爱社会、关爱人类的人文情怀和正确的世界观、人生观、价值观。

（三）实施环境美化工程，打造优雅和谐的环境文化。建设仁爱文化

的物质载体，打造核心文化景观，做到"一草一木尽含文化之义，一楼一阁皆显大学精神"。建造了象征博爱精神的南丁格尔雕像、大医精诚的名医李时珍塑像、献身医学教育的王沪祥教授塑像、张文博教授塑像、徐荣祥教授塑像等文化景观，将仁爱文化内涵得以物化展现。积极推进坏境美化工作，精心打造"美丽校园""活力校园"，使校园的山、水、园、林、路等达到使用功能、审美功能和教育功能的和谐统一，呈现出自然和人文、现代和传统相辉映的和谐之美。青年广场、仁心湖、妙手石、百草园、三味书屋等意形兼具，医学特色突出，丰盈了校园文化景观的建设维度。同时，滨州医学院在教学楼、图书馆、学生公寓、办公楼等场所悬挂名医画像、名言警句、医学哲言等，使建筑物、道路、墙壁变成可读的"文化教科书"，将仁爱文化内涵体现在学校环境的各个细节中，全方位营造了浓郁的大学文化氛围，为师生提供了一个人文浸润、精神畅游的广阔空间。

（四）实施载体拓展工程，砥砺学生文化品格。围绕仁爱精神，先后开展以"体验成长""走向成熟""大医精诚""设计人生，奉献社会"等为主题的教育活动。"诚信人生，和谐校园"主题教育，以帮助学生养成"诚信待人、诚信做事、诚信学习、诚信立身"的良好品质，在全校树立良好的学风和校风；"感恩·责任·奋斗"主题教育活动则以培养学生的感恩意识、责任意识、奋斗意识为核心内容，通过培养学生感恩父母、感恩他人、感恩学校、感恩社会的情感，进而培养强烈的社会责任感和奉献精神。积极开展"帮困助残""爱心同行""相伴夕阳""青春助力""滨海天使""爱心义工"等志愿服务项目，3000余名志愿者从事农民工子女结队帮扶、义务导医、留守儿童陪护、环境保护、社区服务、法律援助等方面的服务工作，引导学生关心弱势群体，增强爱心意识。

三、深化规律认识，展现仁爱文化魅力

春风化雨，润物无声。生生不息、薪火相传的仁爱文化已经深深地融入滨医人的血液和灵魂，内化为滨医人自觉的精神追求，以其特有的渗透力和感召力，潜移默化地熏陶着滨医学子的思想方法、道德意识、价值取

向、行为方式，培养出了一大批富有仁爱精神的高素质医学人才，他们传承和弘扬着"仁心 妙术"的精神品质，刻苦钻研，默默奉献，成为医疗、护理、教学、管理岗位的骨干或专家。

人间有大爱，滨医有真情。在抗击非典的战场上，在抗震救灾的关键时刻，在抗击新冠肺炎疫情的一线，都有滨医师生医护员工奉献的身影，一份份请战书，字里行间渗透着滨医人心系天下、勇于担当的仁爱情怀，体现着滨医仁爱文化的精神价值。尤其是在新冠肺炎疫情期间，滨州医学院两所附属医院的医护员工，主动请战，用红色手印表现了滨医人悬壶济世的勇于担当。新冠肺炎疫情发生以来，滨州医学院党委和两所附院党委积极响应党中央和省委的号召，自2020年1月25日起，共派出30名医疗队员驰援湖北。30名队员全部平安胜利归来，无一感染，他们以精湛医术与德行操守展现了滨医人无愧无悔的责任与担当！

在打造仁爱文化的实践过程中，滨州医学院大学文化建设有以下认识：

（一）文化贵在传承。文化不是无源之水、无根之木，只有不断从民族优秀传统文化和人类优秀文明成果中汲取智慧和营养，才能获得丰厚的精神资源。文化建设必须继承、整合中华文化的优良传统、传统医学的人文底蕴和西方优秀文明成果，同时，要深入挖掘学校的历史、典故、地域、名师、知名校友等文化资源，厘清文化脉络、传承文化传统、汲取精神源泉、丰富文化内涵。

（二）文化亮在特色。文化有特色才有生命，有特色才能生动。大学文化建设必须体现学校的专业特色、地域特色、历史特色，必须在博采众长、兼收并蓄的基础上，着力打造富有学校特色、体现时代精神的文化品牌，精心培育、悉心呵护、因势利导，做到勇于创新、人优我特、和而不同。

（三）文化重在化人。文化的根本目的在于对人性的唤醒和尊重。文化育人一要"入情"，与学生的经验世界相适合，注重情感归属、情感认同，做到情理交融；二要"入心"，与学生的心理需要、精神需要相契合，做到内外相谐、互动共鸣；三要"入行"，与学生的现实生活相融合，把优秀文化内化到生命中，体现在一言一行中，做到知行合一。

第五章　"三个校园"与"滨医精神"

第一节　"三个校园"："滨医精神"的文化表达

安徽师范大学孙德玉教授在"文化立校铸品牌　特色育人谋发展——关于校园文化建设的若干思考"的讲座中指出："学校的教风、学风、生活和工作环境，无不是学校校园文化的体现。校园文化是反映师生共同信念和追求的校园精神，是校园物质形态、精神财富和行为方式的总和。"由此可见，校园文化的建设的根本在于这所学校的校训和精神的凝练继承。

归置于滨州医学院校园文化品牌的建设，还要回归学校的文化集中标识校训和学校精神。"仁心妙术"的校训不仅意味着滨医人要求真理，探新知，济民生；而且还要兼具仁者情怀，关爱生命，参天地，赞化育，致和谐。这样的校训直指滨州医学院经过几十年的沉淀积累而形成的仁爱文化特色。这一特色不是天马行空的任意想象，而是基于滨州医学院师生秉承仁心妙术的情怀而形成的文化内核。无论是首开全国残疾人教育先河还是无私捐献遗体的师者还是勇于助人救人的学子，仁爱基因已经厚植滨州医学院的文化传统。于是，滨州医学院的校训与"仁爱校园"的建设能够形成内在的文化对应与承继，也是对滨医特色文化的互动呼应。

滨州医学院前身是始建于1946年的原国立山东大学医学院，1956年3月独立建制为青岛医学院，1970年10月整体搬迁至山东省惠民地区行署驻地北镇办学，1974年11月设立青岛医学院北镇分院，1981年9月改称北镇医学院，1983年3月随驻地更名为滨州医学院，2002年烟台校区投入使用。从黄海之滨的青岛到渤海之滨的滨州再到横跨黄海与渤海之滨的烟台，数代滨医人深带沿海开放城市的创新基因，又历经鲁北小城盐碱侵蚀的生活之苦，再到开拓烟台新校区的再出发，"艰苦奋斗，求真务实，开拓创新"的滨医精神自然生成。

所以说，"三个校园"其实从本质上来讲是滨州医学院文化建设的凝练表达，仁爱、活力、美丽也成为全面、系统地总结滨州医学院文化建设的关键词。仁爱是滨州医学院数十年来秉承仁心妙术，服务蓝黄两区，关爱生命，关爱社会，关爱自然的集中映显。无论是开全国残疾人高等教育先河还是建设附属医院提高民生福祉，还有精准医疗扶贫、大病爱心基金、器官捐献爱心组织、Tim之家、义工品牌等如雨后春笋般出现的大大小小的爱心项目，无不标记着滨州医学院改革发展的仁爱印记和大爱情怀，所以，仁爱文化的提出实际上也是滨医文化的本质层面的表达。

活力映显在滨州医学院的发展上更多地体现在学校改革发展过程中的开拓创新。虽然是一所地方医学院校，但是滨州医学院所迸发出的改革发展活力已形成独特的校园文化景观。1985年学校敢为人先，开创全国残疾人高等教育先河；2002年，滨州医学院再次勇立潮头，开拓启用烟台校区，为学校办学空间再添新兴增长极；2013年，在山东省高校中率先以"6年完全认证"的优异成绩通过教育部临床医学专业认证；2015年学校成为山东省首批核准的高校章程建设单位，办学体制和大学管理创新探索再出发；2017年5月，临床医学学科在山东省4所公立的独立医学院中率先进入 ESI 全球排名前1%；2018年学校获批医学技术一级硕士研究生培养授权点资格，成为目前全国首批、省内唯一的医学技术类硕士研究生（康复治疗学）培养授权点……一连串的"首先"、"第一"和"率先"标注了滨州医学院的活力基因，正是学校数十年来一以贯之的勇于开拓和不断创新，成就了滨州医学院别具一格的活力特征，也为活力校园的建设奠定了坚实的现实基础和历史根基。

有了内在的仁爱厚植和外在的活力标注，美丽校园的呈现也是水到渠成，在外在和内在上也形成了集中映显。继2013年专项推进的"建设美丽校园，共铸大学梦想"工程之后，滨州医学院"美丽校园"的建设步伐日益清晰，逐渐从校园景观以及设施建设开始拓展美丽的内涵建设。于是，文化品牌映显下的滨州医学院校园也愈发美丽：道路沥青罩面，停车、交通指示标线焕然一新，断头路变身环形路；运动场重铺塑胶面层，红绿相间，新草坪细密厚实……与美景相照应的是人之美，刘成霞、宋海燕、李金国、刘杨等最美好人标记了滨医人特有的美丽；有了美丽的好人，美丽的好事自然也是不断：师生捐款22万救助罹患肾衰竭的孙菲菲；滨州医学院大学生重特大疾病爱心救助基金成立，在烟台尚属首个；Tim之家，走黔南，入西部，追逐大爱暖山乡，被《中国青年报》二版报道；要把好事做到老的膳食中心职工宋海燕用爱诠释了新时代雷锋精神，被中华网等多家媒体报道；校领导亲自赴医院看望被确诊为直肠腺癌的赵珍同学并将2万元爱心救助款交到手中；房琳同学被确诊为急性非淋巴性白血病，校领导再赴医院看望并将7.2万元爱心救助款送到；亚沙会期间，滨州医学院志愿者陈云乾、车纯庆、潘美旭用爱感动世界友人，巴林沙滩足球队队长Salah Salman Mohammed专门发来感谢信表达他们的感激之情……每一件好事都关注了滨医人的美丽心怀，好事的背后是全校师生用爱心践行"仁心妙术"校训的温暖铸就，凝结了广大师生的仁爱和真情。

潜移默化里，仁爱、活力与美丽相互交织的文化品印记已在滨医校园里蔚然成风。值得一提的是，广大师生乐于助人做好事并没有影响工作学习。学校毕业生就业率、新生一志愿报考率多年来始终位居全省同类院校前列；教学科研、人才引进、条件保障年年实现新突破；

2017年、2018年、2019年毕业生就业率均突破90%，考研成绩也是年年亮眼，每年都有学子从滨医走入全国一流重点大学继续深造。这些成绩与学校践行仁爱的风气息息相关，试想，有哪个单位不想招聘身怀仁心的人才？有哪个家长不想把自己的孩子送到一个充满关爱和温暖的校园！

近年来，国内高等教育发展日新月异，但在千校一面的大学文化建设发展大潮中，医学院校该如何独树一帜，特色立校？这是一个重要的命题。可喜的是，滨州医学院找准了方向，以"仁心妙术"为校训，践行仁爱，行仁爱之事，以仁爱育人，用实际行动致力于对学生医学技能与医德医风的教育。试想，在一个仁爱氛围浓厚、活力劲感十足的环境里培养出的医生又怎么能够不爱自己的病人，而在医患关系日益紧张的今天，这是多么重要而且必要！

综上所述，仁爱、活力、美丽标注了滨医文化的内核和外延，建构出完整的校园文化品牌体系，而且能够以理论的指导与实践推进互动，形成交相辉映的良好的文化品牌格局，这是非常值得肯定的创新探索，也为滨州医学院大学文化的转型升级奠定了厚实的文化支撑和理论基础。

第二节　"三个校园"的内在逻辑关联与外延研判

很显然，滨州医学院找准了沁润在学校文化基因里的特色，仁爱文化成为滨州医学院校园文化品牌最具辨识度的文化标识，这也与其他高校的校园文化特色形成有效的区分。当然，这种区分不是简单地提出一个口号，而是具有深厚的历史积淀基础和现实根基，学校所倡导的仁爱文化与学校的"人、事、物、情"是相统一的，无论是学校师生文化内化的言行举止，还是学校1985年开创全国残疾人高等教育的大爱壮举还是学校仁心妙术的校训，包含仁爱意象的校徽乃至学校的仁心湖、妙手石等文化景观，都对仁爱文化形成了精准的对应与品牌关照。

值得关注的是，滨州医学院并没有将仁爱文化作为校园文化品牌建设的全部，而是以此为文化内核，打造了系统全面的"三个校园"文化体系。仁爱校园、美丽校园、活力校园三者之间是具有内在逻辑关联互动和外延特征共叠的既相互独立又相互联系的品牌元素构成。第一个层面，三者之间在横向上形成了彼此因果的关联照应。相由心生，这一古训同样适应于解读仁爱校园于美丽校园的内在逻辑关联，正是有了仁爱作为滨州医学院文化内核的前提设置，然后才有了美丽校园的后发呈现，仁爱与美丽是相互因果的关系，如果没有仁爱，美丽自然无从谈起，可以想象，一个没有爱的校园又哪来的美丽可言呢？美丽校园与活力校园也是相互映显的，两者之间是相辅相成的。校园因为美丽而倍显生机，校园因为活力而具有别样的青春之美。而且，美丽与活力的关键词界定也映显了文化建设选择的贴近性特征，大学校园是青年人的校园，大学求学阶段也是青年学子最美好的人生阶段之一。青年学子这一群体的鲜明特征便是张扬着青春的活力之美，这样的内在牵涉让美丽校园和活力校园在内在逻辑的关联上形成紧密的一致。而仁爱校园与活力校园也不是孤立的设置，两者之间也有着内在的因果关联，仁爱生生不息，一方面是催生活力的动力源，另一方面，仁爱的发展形态也是活力的描述范围和外在映显。活力是对仁爱最好的描述，仁爱又是活力良好的源流激发，这样，两者之间也形成紧密的内在关联。由此可见，仁爱校园、美丽校园、活力校园三者之间并非独立的个体，而是有着紧密的内在逻辑关联，三者之间相互依存，共同建构起滨州医学院校园文化品牌的建设体系。第二个层面，三者在纵向上形成了文化品牌渐序性的跨时空演进性特征。仁爱文化是滨州医学院的文化之根，是厚植在学校改革发展历史画卷中不变的基因构成。活力校园是滨医仁爱文化累积到一定程度的外显，是仁爱文化持久性的动力催生，可以成为建构当前滨州医学院校园文化建设的最明显的特征。美丽校园是基于仁爱校园与活力校园基础上的发展走向与前景预判。这里的美丽不单纯圈定于滨州医学院校园的外在视觉化感触，而是形成秀外慧中、内外兼修的一种大学文化气质，并能够与医学文化悬壶济世、大医精诚的精神内核形成一致的旨归指向和价值共鸣。归根到底，无论文化建设如何推进，滨州医学院所具有的医学专业院校的属性都不可能改变，其最终的价值指向都是悬壶济世的使命担当和救死扶伤的慈悲情怀。从这一视角上看，滨州医学院找准了校园文化品牌建设关于学校特色和文化根源的有效契合，形成了仁爱校园的主体定位，而在此基础上形成了魅力校园和活力校园的内在关联和外在延伸的文化判断。仁爱校园是文化建设的根本，又是美丽校园和活力校园建设的前提，缺席仁爱的校园既谈不上美丽更谈不上活力，美丽源于活力，活力因为内心有爱。大爱无疆，仁者无敌。文化催生的活力动能让滨医校园生机勃勃，别具一格。这也正是滨州医学院"三个校园"的独特价值所在，因为它找准了校园文化品牌体系的根脉支撑，而不是像有些学校单纯地谈校园的美丽文化和活力文化建设，如同浮萍，最终形成文化建设的悬浮化而难以深入。"三个校园"是同频共振的互文指向关系，彼此之间能够形成一致的内在逻辑关联。

　　在外延的关联上，"三个校园"也能够与内在形成契合的逻辑研判。无论是仁爱校园还是美丽校园、活力校园，其外延指向都是滨州医学院的文化建设，在具体圈定，那就是滨州医学院在社会上的文化形象以及这一形象的传播力。这又落到品牌的传播维度上。所以，"三个校园"的外延指向是校内与校外共生的。在内在紧密关联的基础上，滨州医学院校园文化品牌还要释放其潜在的外向化动能。第一层次的外延动能指向的是校内师生，仁爱校园是沁润广大师生的内在修养和人格情怀；活力校园时激发广大师生的潜在动能，形成学业上的奋进和承载征程的进取；美丽校园着眼的是广大师生的利益诉求，主要旨归时为广大师生营造赏心悦目的学习生活环境。第二层次的外延动能指向的是校外的社会，仁爱校园与活力校园、美丽校园共同凝练成品牌化的传播对社会传递滨州医学院的文化形象，这一形象的建构也是建立在内在指向的动能激发的基础之上的，两者之间是相互关联的。而无论是第一层次的外延动能还是第二层次的外延动能，两者都是"三个校园"的共同价值落点和最终的发展方向。仁爱外延到学校文化建设的层面就是校园的文化气质和一系列的人、事、物、情的凝练集成；而美丽校园的外在指向是校园的外在景观以及内在统一的视觉呈现和美丽感触；活力校园的外延之乡由内而外是自身体制机制的革新和外在风格特点的呈现，而且也是学校长远发展的有力支撑。因为仁爱文化主导的是发展基础，活力是发展的有效支撑，美丽则是发展的不懈追求，三者的汇聚形成恰好能够印证学校的发展形态和进展，既能够承接以往的历史积淀，也能够开启学校即将实现的理想追求。所以，不难看出，这三个方面的外延汇聚点是一致的，三者虽然在名称上的界定不是叠合在一起的，但是其内在逻辑和外延指向则是具有紧密的关联。尤其值得注意的是，正是这些外延集合形成滨州医学院大学文化建设的品牌体系，这一体系的建构不仅仅局限在文化品牌内在层面的关照，而且还有外在层面的延伸，这样又从全新的视角验证了滨州医学院"三个校园"体系的完整性和内外的全面性，为具体实践的推进指引了正确的理论方向。

第三节 "三个校园"建设的文化意义和品牌价值

（一）文化意义

校园文化品牌建设是医学院校发展的软实力建设，无论是对学校的可持续发展还是创造创新以及提升人才培养质量都具有重要的积极意义。但不管是那种意义的切入，归根结底还在于文化指向的实质呈现和探讨，这与学校核心竞争力的提升休戚相关。

概括来讲，"三个校园"的建设的文化意义表现如下：一是形成"文化育人"的意义支撑。当前，各个层级的学校发展在呈现日新月异的良好格局的同时竞争也愈发激烈。尤其是高等院校要面临国际化竞争和本土化提升的挑战。众所周知，高等院校的核心旨归在于人才培养，而人才培养的核心承载则是学科和专业，这又形成科研和教学的对应。这些从表面上来看仿佛与文化建设无关，但是，深入考量不难发现文化对言行举止的影响和约定实际上会对人才培养、学科和专业建设、教学科研等形成潜移默化的影响，形成一定类型风格的学派呈现。二是"三个校园"建设对于提升滨州医学院的文化软实力有着重要意义。仁爱校园的建设有利于滨州医学院的特色化发展，形成学校发展的品牌支撑，增强学校在医学院校方阵中的话语地位；美丽校园的建设有利于优化滨州医学院的文化呈现，以富有美感的奇观集群增强滨州医学院文化的吸引力；活力校园的建设则是着力于滨州医学院内在机理的更新和具有规约性的制度改革，催生学校的发展动力，调动广大师生的积极性，形成大学制度的强力吸引。三是有利于提升学校人才培养质量。"三个校园"建设以弘扬社会主义核心价值观为主线，着力于满足广大师生的精神文化需求，通过一系列富有特色、贴近性强的文化项目的建设，进一步丰盈广大师生的精神世界，增强人的精神力量，促进人的全面发展，加强师生的思想道德修养和科学文化修养，以此形成师生综合素养的全面提升，形成医学技能提高的人文基础保障，这与"仁心妙术"的校训恰好能够形成互动照应，为学校进一步提升人才培养质量提供有力的助推。四是有利于弘扬滨医精神，发展滨医文化，增强大学文化的吸收力和凝聚力。"三个校园"建设以滨医文化演进为着眼点，着力于培育校园文明风尚，构建校园和谐文化。值得肯定的是，学校校园文化项目的建设与师生利益并不剥离，而是形成根本利益的一致，项目的建设能够代表广大师生的文化诉求，切实维护广大师生利益，具体的项目建设与师生切身利益联系紧密，相辅相成，能够通过文化建设增强师生的文化认同感，进而为学校建设优势突出、特色鲜明的高水平医科大学提供智力支持和文化沁润。

（二）品牌价值

品牌价值是品牌管理要素中最为核心的部分，也是品牌区别于同类竞争品牌的重要标志。迈克尔·波特在其品牌竞争优势中曾提道：品牌的资产主要体现在品牌的核心价值上，或者说品牌核心价值也是品牌精髓所在。"品牌价值"一词关键在于"价值"，它源于经济学上的"价值"概念。"品牌价值"概念表明，品牌具有使用价值和价值。对应到"三个校园"建设的品牌价值，它的价值就是潜在的社会效益，使用价值就是直观的提升效益。品牌价值的社会效应所对应的对象是社会，使用价值所对应的对象是学校。

"三个校园"品牌价值的社会效益主要体现在以下几个方面：一是能够为同类型院校校园文化品牌的建设提供路径探索和示范效应。滨州医学院"三个校园"校园文化品牌的建设虽然是个体性实践，但是品牌价值效应却是共有性的，尤其是学校以自身特色为切入，强化理论与实践互动以及文化建设资源联动的建设理念对于同类型高校打造符合自身实际情况的校园文化品牌价值无疑具有积极的示范意义和启发作用。二是"三个校园"品牌建设能够丰盈驻地特色文化建设的成果体系和高等院校的风貌特征。一般而言,高校校园文化品牌建设会考虑学校驻地的风土人情和地域特色,就算没有直观的呈现,也会在内在逻辑上形成文化气质的类仿与联通。所以,"三个校园"校园文化品牌建设的品牌价值也会有利于驻地文化体系的完善,能够补充地方文化品牌体系的产品建构构成,而且,也丰盈了区域文化的表达维度和特色形成。三是"三个校园"品牌建设能够提升滨州医学院的美誉度和知名度,进一步扩大社会影响力。校园文化品牌是学校的文化窗口,也是学校特色的集中化表现,品牌产品建设与学校发展的两院互动可以形成较好的文化规约和引导状态,能够形成学校办学理念的集中表达和服务社会的行为践行。伴随着文化理念的科学展现和服务"三个校园"品牌使用价值的直观效益主要体现在以下几个方面:一是传承学校历史文脉和文化延续。"三个校园"中的仁爱体现的是滨州医学院历史文脉的集中,而美丽校园与活力校园的协同又是对仁爱文化的可持续演进和外在表现。所以说,在一定程度上,"三个校园"的建设更是文化的传承与演进,是对滨州医学院数十年来办学特色的承接和创新发展。二是对提升人才培养质量发挥有效支撑。人才培养质量的提升表面上看是学科与专业的建设和教学与科研的强化,但是,这些都离不开文化的沁润和引领,一个学校的文化是否先进,直接影响着其培养怎样的人才和研究怎样的学术成果。当前,那些名校在社会上传承的本质往往不是直接的成绩呈现,而是经过一定时间的建设而形成的文化特质。所以说,"三个校园"文化品牌建设的必要性和价值引入便是对人才培养质量提升的助力,这也是滨州医学院实施"三个校园"建设的根本动机。三是提升校园文化内涵。"三个校园"文化品牌建设构建了全面性的文化建设体系,不仅涉及诸多的外在景观,更多地还在于试图强劲学校的文化筋骨和内在涵养,比如对制度改革和学风、校风的建设,这些都是"三个校园"提升学校内涵建设的旨归所在。四是强化学校大学文化建设。"三个校园"是滨州医学院大学文化建设的重要组成部分和有力践行,该文化品牌的成功打造在一定程度上也会提升学校大学文化建设的档次和水准,通过以点带面的实施策略实现整个学校文化建设的推进，最终完成文化品牌建构与学校文化建设提升的双向度架联和互动，为地方医学院校的校园文化品牌建设探索样本呈现。

需要注意的是，校园文化品牌建设不是一劳永逸，而是需要可持续发展和推进，形成品牌建设的常态化。归根结底就是要具有品牌价值创新理念和意识。对应到校园文化品牌价值的创新，就是在一定的成本范围内，在不断改进文化产品、服务的基础之上，用新的品牌价值去满足广大师生对原有产品或服务的更高价值目标的追求。品牌价值创新可以是更改品牌价值属性，也可以是赋予品牌全新的价值属性（比如对现有品牌深度、广度和相关度的开发延伸，拓展品牌新的领域），还可以是学校通过品牌的新的经营策略，实现对校园文化品牌价值的管理和维护，达到品牌价值创造和价值增值的目的。

医学院校之所以要进行品牌价值创新，是因为学校通过品牌价值创新可以提高广大师生的归属感和情感价值。通过品牌价值创新，一方面是有助于广大师生减少文化沁润和品牌熏染的沟通成本，进而进一步强化品牌产品的形象价值，提升顾客的情感共鸣和价值感知，降低广大师生对文化品牌的认知隔离和间距成本，进一步增强广大师生对于品牌的忠诚度和认同度。另一方面是品牌价值创新可以为学校创造更高的教育价值和文化价值。通过品牌价值创新，能够增强广大师生以及社会各界对学校事业的信任和关注，有利于维持广泛持久的信赖关系，通过增加品牌价值的声誉溢出，全面建构学校的社会性此昂并进一步推动学校品牌价值的影响力扩展，在激烈的学校竞争格局中建立竞争屏障，保持学校在教育方阵中的影响力站有力，对于进一步提高学校的核心竞争力具有重要的积极作用。

第六章　滨州医学院校园文化品牌建设的"三个校园"路径探索

第一节　仁爱校园：思仁术妙恭所芨

一、根植家国情怀，激扬信念教育通力

家国情怀是中华民族精神的核心，也是中华民族的文化灵魂，对个人综合素养的提升也有着较强的教育意义。厚植家国情怀，把爱国情、强国志、报国行自觉融入坚持和发展新时代中国特色社会主义事业、建设社会主义现代化强国、实现中华民族伟大复兴中国梦的奋斗之中，是广大青年义不容辞的责任和使命，必须铭记在心，笃定前行。在"仁爱校园"文化品牌的打造中，滨州医学院针对新时代下青年师生的特点开展了理论武装头脑、实践塑造灵魂的一系列家国情怀教育活动。

（一）培育社会主义核心价值观，坚定理想信念

1.加强师德师风建设，培养高素质教师队伍。

教师作为特殊的社会群体，为人师表，在推进高校立德树人工作中扮演重要角色。教师自身的政治立场、道德品行、价值取向会通过一言一行，直接或间接的影响学生的思想品德、道德素养、行为规范。为此，学校相关部门如党委宣传部、学生工作处、校工会、校团委等在加强师德师风、医德医风等方面，有针对性地开展了各种活动。

（1）师德标兵评选。滨州医学院对每次评选条件都进行了清晰的界定：如：爱国守法，严以修身；敬业爱生，教书育人；严谨治学，为人师表等

等。只有满足这些条件才能有资格报名评选。实际上，这些条件也是家国情怀的催发动力，在一定程度上规约了师生的言行举止。而且，人选确定后，学校还会将其典型事迹通过校报、校园网、广播台、电视台、官方微信、官方微博等进行广泛宣传报道，进一步营造了学习先进、争做先进的良好氛围，有力地推进了师德师风、医德医风和教风学风建设。

（2）加强辅导员队伍建设。辅导员队伍是家国情怀教育的中介桥梁和有效纽带，所以，加强辅导员队伍的建设，也是提升学生家国情怀素养，强化仁心妙术的有力举措。近年来，滨州医学院多措并举，在辅导员队伍的建设上与校园文化特色的建构也形成了有机的契合。比如，学校辅导员"素养提升工作坊"活动的正式启动。"素养提升工作坊"是学校加强辅导员队伍建设、增进学习研究、提升工作能力的一个重要平台。每两周举办一期，内容将涵盖工作实务、培训交流、科研提升、读书分享、理论研讨、案例分析工作坊等，旨在以"工作坊"的形式积极引导辅导员在活动中进行思想交流和工作沟通，促进辅导员自身的成长与发展，提高辅导员的职业能力水平，保障学生工作的高效有序创新开展。到2019年10月18日，学校已举行17期"辅导员素养提升工作坊"。

再比如，滨州医学院着力拓展教育培训手段，提高辅导员培训信息化水平，以滨州医学院"第七期普通高等学校辅导员网络培训班"为载体，依托教育部思想政治工作司和国家教育行政学院共建的高校辅导员网络学院平台进行，培训时间为4个月，分为网络课程研修、主题交流研讨、在线考试测评、专家跟踪指导、课题研究报告等不同的教学环节。通过培训，进一步增强了辅导员队伍与时俱进的学习意识、思想政治理论素养和工作业务能力，促进工作观念和工作方式的转变和创新，从而推动辅导员队伍专业化、职业化发展，切实提升学生思想政治教育工作水平。

（3）师德征文、师德演讲等竞赛活动以及"五好家庭"评选活动。这些活动的举办有利于广大教职医护员工深入学习贯彻落实全国全省思想政治工作会议和全国教育大会精神，推动我校师德建设常态化、长效化发展，在比赛和评选中，他们用生动的语言和鲜活的例子来演绎对师德的理解，表达对于教育事业的热爱，潜移默化提升了师德情怀。

2. 开展志愿服务活动，让学生身体力行，亲身感受，坚定立场。通过暑期支教、"三下乡"社会实践、志愿者服务、"双创"等活动，使学生关注国家、关注社会，进一步了解国情、社情和民情，使学生自觉树立为人民服务的意识，并在此过程中认清自我，坚定立场，进而形成强烈的爱国情怀。

（1）暑期"三下乡"社会实践活动。2019年，学校以庆祝中华人民共和国成立70周年、纪念五四运动100周年为契机，共组织国家级重点团队8支、省级重点团队4支、校级团队32支、4259名团员青年围绕"青春心向党 建功新时代"的活动主题，奔赴安徽、云南、新疆、四川及山东省内各地市、烟台市内各县区，积极开展支医支教、助困助残、教育关爱、政策宣讲等内容丰富、形式多样的志愿服务和调研实践活动，真正做到了将小我融入大我，充分展现了我校学子昂扬向上、青春奋斗的精神风貌。

共青团中央对在2019年度全国大中专学生志愿者暑期"三下乡"社会实践活动中表现突出的单位和团队进行表彰。校团委荣获2019年"健康扶贫青春行"全国大学生暑期社会实践专项活动"优秀组织单位"荣誉称号，临床医学院"医路千寻"器官捐献知识宣传队荣获2019年全国大中专学生志愿者暑期"三下乡"社会实践活动"优秀团队"荣誉称号，中西医结合学院"青春筑梦云之南 岐黄医术济彝乡"中医健康行暑期实践队荣获2019年"健康扶贫青春行"全国大学生暑期社会实践专项活动"优秀团队"荣誉称号。活动中，各团队成员不怕苦不怕累，不怕风吹日晒，走村巷进社区，走访调研，利用自己所学倾心为民服务，更加坚定地践行社会主义核心价值观，以实际行动为祖国发展贡献青春力量。

（2）青年志愿服务活动。为迎接第56个"学雷锋纪念日"的到来，学校组织开展了"扬雷锋精神 建时代新功"雷锋志愿服务活动，师生分别在校外广场、医院、车站、敬老院、图书馆等多地以及校园内开展义诊与志愿服务活动，用实际行动弘扬雷锋精神。

口腔义诊服务队在烟台文化广场参加"民生大集"义诊活动，共接诊

200余人次，发放口腔健康知识宣传资料700余份，并向前来咨询的市民讲解了口腔疾病预防的有效措施，示范了正确的刷牙法，有效宣传了"口腔健康 全身健康"的理念。

"回声"志愿者服务队以"查查您的听力（check your hearing）"为主题开展了爱耳日宣传和义诊活动。本次活动吸引了驻烟高校职工和家属的参与，通过一对一咨询检查、专业听力学测试，现场解答了患者的听力困扰问题；通过发放宣传资料、讲解爱耳护耳知识向全校师生普及爱耳、护耳常识，唤醒大家对听力问题的关注。

"奋斗青春"小青马义工服务队和"未来医生 雏鸟行动"服务队前往滨州医学院烟台附属医院进行了导医导诊活动，并为来往的患者及其家属提供了量血压服务，义工们让雷锋精神走出校园，让雷锋精神传播到身边的每一个人。

"明眸亮瞳"爱眼护眼宣传服务队、"承光心汇"器官捐献宣传服务队在烟台站和公交车站进行了服务活动，义工们主动替年迈的旅客提起沉重的行李，并进行悉心的引导，充分展现着慈善义工的耐心与爱心。

志愿者服务队还为圣莱恩敬老院、盛老年公寓、红洁老年养护中心、颐龙福老年度假公寓以及秀林养老中心的老人们送去关爱与温暖。他们帮助老人打扫卫生，照顾老人基本生活；倾听老人讲述过往故事，陪同老人进行户外活动；为老人测量血压，做他们身边的贴心小护士；协助工作人员打理菜园，准备午饭食材，进一步践行了社会主义核心价值观，弘扬了中华民族敬老、爱老、孝老的传统美德。

图书馆服务队前往莱山区图书馆，协助工作人员分类归纳书籍2000余册，并认真擦拭陈列书架，了解图书管理知识，协助引导借阅读者，提供了整洁环境，维护了良好秩序。

"大爱临院"美宝国际班义工服务队、"未来医生 雏鸟行动"服务队、"助力康复 健康护航"义工服务队以及"仁心思源 术报社会"公费医学生社区服务队四支服务队慈善义工分布在校园的各个角落，以及胶东文化广场、体育公园、逛荡河等地，捡拾垃圾、清理花坛，充分展示了学子良好的精神面貌，弘扬主旋律，传播正能量。

通过开展形式多样的志愿服务活动，在师生中营造了讲究文明、乐于助人、甘于奉献的良好氛围，进一步提高了学生的思想道德素质，使得学雷锋活动更加常态化，并很好地传承和发扬了雷锋精神，弘扬了社会文明新风，传递了社会正能量。学生们用实际行动践行"奉献、友爱、互助、进步"志愿者精神，表示要做雷锋精神火炬的传递者！

（3）邀请知名专家学者进校做报告。一是开设"滨医大讲堂"。邀请著名书法家舒荣先为我校师生做题为《毛泽东书法艺术漫谈》的主题报告，并为我校学子题字——"爱国筑梦"，勉励同学们点燃爱国热情，努力学习知识、锻炼技能，用智慧报效祖国，勇敢追梦。如解放军报社高级编辑卜金宝应邀为我校师生做《信仰的力量》专题报告。他结合15年的采访经历，从忠诚、坚韧、敬业、豁达、感恩五个方面，展示了军人老前辈的激情岁月和辉煌人生，与同学们共同探讨了百位开国将军的成功之路，勉励同学们珍惜今日美好时光，他日成为社会栋梁。如北京大学信息管理系博士生导师秦铁辉教授做客滨医大讲堂，为我校师生带来"大学生成才之路"主题报告。他通过旁征博引的资料、生动平实的语言将"做人，做事，做学问"的道理蕴于生动丰富的实例当中，寄语同学们要坚定理想信念、明确奋斗目标、培养良好习惯、勇于实践创新。

二是开设"创新创业大课堂"。邀请首都医科大学博士生导师、北京大学博士后景汇泉教授以"创新人为峰，思维胜千里"为主题，从介绍创新创业的含义、培养医学创新思维和创新能力、医学生创新实践、塑造医学生创新梦想四个大方面带领同学们走出课本，接触了解人工智能，健康大数据，健康管理，互联网＋医疗政策等前沿领域，为我校师生讲述医学和医学生创新如何实现专业和技术的完美融合。邀请我校李德芳教授做了题为《大学生科研之我见》的专题报告。他指出，科学研究的本质特征是创造性与非重复性，科研的最终目的是造福人类社会、改善人民生活。他鼓励同学们树立科研理想，提升科研思维和科研能力，在科研过程中要谦虚、要合作、要保持强烈的好奇心；要不怕苦、不轻信、不盲目；要有信心、有耐心、有恒心，用正确的观念和心态从事科学研究。

三是开设"青年博士讲坛"。邀请我校范燕燕博士为学生做了题为《医者仁心》的报告。她叮嘱大家要知敬畏懂仁爱，提醒大家要带着目标，通过坚韧不懈努力，以坚实的基础和强大的自信来迎接未来。邀请田梗博士为新生做了题为《奋斗的青春最美丽》的报告。她勉励同学们要在大学生活中努力学习、积极求知、拓宽视野，要培养创新思维、打破定式、主动思考，以优异的成绩、扎实的基础、丰富的学识报效祖国、回馈社会。

3.活动成效显著。理论武装头脑与社会实践活动的融合，深深地影响并使师生坚定理想信念，危难之时彰显仁心大爱，奉献青春力量。

（1）滨州医学院附属医院刘成霞教授获授第七届全省道德模范称号。刘成霞教授是全国仅有的几名女性 ERCP（经内镜逆行性胰胆管造影术）专家之一，带出了一个铁打的团队，屡屡为黄河三角洲医疗事业填补空白。她从未停止业务钻研的步伐，2010年到美国霍普金斯大学医院做访问学者，2012年前往新加坡国际关系学院进修，2014年前往日本国立癌症研究院研修。在日本进修的一次案例学习中，13个国家医师同时诊断，只有她一人精确诊断出患者存在的所有结肠病变。通过不断的学习研修，刘成霞在汲取、创新的同时也深感肩上责任之沉重。刘成霞提出："发现一例早癌，挽救一条生命，拯救一个家庭，成全三代人的幸福"。目前，经过他们的共同努力，滨州附院消化内镜室的早期检出率超过40%，走到了全国先进行列。

刘成霞教授和她的团队锐意进取、奋力拼搏，不断创造奇迹，他们的工作得到省内及国内同行专家的一致认可和高度赞誉，滨州附院消化内科是国家早期胃癌筛查协作基地，卫计委指定的全国第一批临床路径试点单位，国家级临床药物试验基地，山东省临床重点专科。刘成霞教授也先后荣获2017年6月"中国好人"（敬业奉献类）月度人物、全国"住院医师心中好老师""山东好人"2017年十大年度人物、山东省"十佳女医师"、第六届滨州市道德模范（敬业奉献类）。

（2）滨州医学院2011级临床医学专业刘杨同学荣获第十二届中国青年

志愿者优秀个人奖、第七届"烟台市助人为乐道德模范"荣誉称号。刘杨，身患重度脊柱侧弯合并脊髓栓系综合征。他创建了全国首支大学生器官捐献志愿者团队，是山东省第一个签署器官捐献协议的在校大学生，是率领团队活跃在扶残助残一线的青年志愿者。2017年将"承光心汇"志愿服务队发展成为全国大学生器官捐献志愿服务组织，成员覆盖全国25个省市，百所医科院校加盟；2018年成立一支为残障群体、失能和半失能群体提供全面而精准的康复服务的志愿服务团队。曾获2013年度"中国大学生自强之星"提名奖、第九届"中国大学生年度人物"提名奖等荣誉。

（3）我校学子勇救落水居民，彰显医者仁心。2019年11月26日上午，滨海街道办事处工作人员和学府小区居民来到我校赠送"校地共建促和谐　志愿服务暖人心""见义勇为　雷锋精神"的锦旗，感谢我校学子救助落水居民、见义勇为的高尚之举和学校的仁爱育人培养。同学们见义勇为、临危不惧勇救落水居民的英勇事迹很好地诠释了滨医精神，也彰显了当代大学生崭新的精神风貌和时代风采，为良好社会风气的形成注入了正能量。

（二）引导个体情感融入中国梦，坚定道路自信。

为了让学生读懂弄通中国特色社会主义和中国梦的内涵滨州医学院组织开展了各式各样的学习培训班和践行活动。

1. 举行青马工程培训班。为学习贯彻习近平新时代中国特色社会主义思想和党的十九大精神，认真落实团的十八大精神和全国高校共青团思想政治工作会议有关部署，探究初心之路，传承红色基因，在青年学生中培养坚定的青年马克思主义者，滨州医学院于每年暑期举办一次"青年马克思主义者培养工程"大学生骨干培训班暨暑期团干部培训班。每次培训班上，都要邀请马克思主义学院、党委宣传部以及其他高校的老师进行辅导。2018年暑期就邀请了马克思主义学院张桂芝、曹锡山等老师分别以"新时代的青春符号""青年马克思主义者的历史担当""高校'第二课堂成绩单制度'的理念与思考"等为题，为学员做了专题辅导报告，传授基本的青年马克思主义知识，提升了同学们的思想素养。

2. 深入"四进四信"，引领时代担当。滨州医学院始终把学习宣传贯彻习近平新时代中国特色社会主义思想和党的十九大精神作为首要政治任务和核心工作业务，以"四进"为手段、以"四信"为目标，扎实开展有形化、经常化的"四进四信"活动，推动党的理论主张在滨医青年中入脑入心，充分彰显团的政治功能。

（1）进支部：聚焦主责主业，激发组织活力。扎实推进"青年大学习"行动，构建"导学、讲学、研学、比学、践学、督学"六位一体的学习体系，推动学习宣传贯彻习近平新时代中国特色社会主义思想往深里走、往实里走、往心里走。广泛开展《习近平的七年知青岁月》读书分享会、"奋斗的青春最美丽"主题报告会、"我与团旗团徽共合影"创意摄影大赛、"重温入团誓词"活动等一系列主题鲜明、形式多样的主题团日活动，青年学子积极响应、踊跃参与。"五四"期间，发布"传递五四火炬，做新时代滨医青年"线上接力活动，号召青年大学生为"青春不息、奋斗不止"的"五四精神"点赞喝彩。

（2）进社团：立足第二课堂，凝聚青年力量。依托理论社团举办学"习"报告会、编写读书期刊，以多种方式构建理论学习前沿阵地，不断深化大学生对以习近平同志为核心的党中央的政治认同、思想认同、情感认同。开展"喜迎十九大·我的中国梦"微电影创作大赛，鼓励青年学生以微视频为载体聚焦责任使命、聚焦社会热点、聚焦大学生活、聚焦成长成才，4560名团员青年透过镜头演绎青春色彩、描绘芳华时代、彰显家国情怀。举办"不忘初心，牢记使命"系列活动，涵盖合唱比赛、演讲比赛、朗诵比赛、知识竞赛、辩论赛等，弘扬主旋律、传播正能量，充分展示出滨医学子紧跟时代砥砺前行、担当重任奋发有为的精神面貌。

（3）进网络：把握时代脉搏，共织青春梦想。作为全国学校共青团优秀新媒体专业工作室，我校"E梦园"平台开设"四进四信"留言板，反映青年呼声、回应青年诉求，打造学子乐于接受的"四进四信"交流学习园地，2018年接收各类利益诉求共计1035件，问题解决率达98.1%。旗帜鲜明占据传播阵地，精心设计"学'习'天天见""十九大报告有声读物"等线上专栏，成系列、成品牌地为青年学生的"网络田地"提供滋养。循循善诱策划网络话题，抓住两会召开、改革开放40周年、开学季、毕业季等重要时间节点，引导团员青年积极参与线上话题讨论，持续发出正面声音，营造清朗网络空间。匠心独运创作网络产品，采取集中"喷灌"与持续"滴灌"相结合的方式，推送H5、短视频等微传播产品，撬动青年大学生的思想活力，校学生会原创视频《厉害了，我身边的自强之星》在团中央"厉害了我的国"大学生原创视频征集展映活动中荣获全国一等奖。

（4）进团课：明晰政治定位，选树典型榜样。搭建"滨医大讲堂""青年博士论坛"等平台，邀请全国人大代表刘凤主任、"全国向上向善好青年"田梗教授、马克思主义学院张桂芝教授等专家学者和先进人物讲授团课，讲领导人的治国方略，讲青年人的拼搏奋斗，既有理论高度，又有思想深度，更有情感温度，使团员青年切身感触到新时代之新、新思想之新。扎实推进"青马工程"，引导"小青马"真学、真懂、真信马克思主义，提升学生骨干的思想素质和业务能力，着力培养具有理论和实践自觉的青年领军人才。带领学生赴胶东党性教育基地、临沂红色教育基地等地接受革命传统教育，开展医疗帮扶、特殊关爱、疾病防控等志愿服务活动，六千余名大学生亲身参与，躬耕实践，在服务基层、服务社会的历练中受教育、长才干、做贡献。

问渠哪得清如许，为有源头活水来。校团委不断提高政治站位，创新思想政治引领和价值引领方式，团结带领青年学子争做担当民族复兴大任的时代新人，在决胜全面建成小康社会、开启全面建设社会主义现代化国家新征程中展现青春风采。

（三）厚植爱国主义情怀，书写炫丽青春。

爱国是人类朴素的情感，根值爱国情怀是中国特色社会主义建设者和接班人的根本要求，是把握新时代青年运动主题和方向的必然选择。习近平总书记在纪念五四运动100周年大会上指出："新时代中国青年要听党话、跟党走，胸怀忧国忧民之心、爱国爱民之情，不断奉献祖国、奉献人民，以一生的真情投入、一辈子的顽强奋斗来体现爱国主义情怀，让爱国主义的旗帜始终在心中高高飘扬！"青年只有深深把握爱党、为民和报国情怀的内在统一性，才能在实现中华民族伟大复兴中国梦的生动实践中彰显爱国主义情怀。

1. 丰富教育内容，凝聚爱国情感。多年来，滨州医学院始终高度重视加强国史和国情教育。以我国上下五千年灿烂辉煌的历史文化底蕴来增强大学生的民族自豪感和自尊心以及发自内心的归属感和认同感；以我国悲壮艰难的近现代革命史来加强大学生对中国共产党的领导的认同感、对中国特色社会主义道路的认同感，从而增强为民族复兴而奋斗的责任感。全面了解我国自新中国成立以来经济社会的进步和发展，尤其是改革开放以来所取得的巨大成就，是增强大学生"四个自信"的有效途径，而对新时代中国特色社会主义建设艰巨性和长期性的清醒认识，是增强青年学生投身于新时代中国特色社会主义建设使命感的关键。

2. 培养理性精神，注重爱国行为的实践养成。大学生们简单朴素而强烈的爱国热情十分珍贵，但在复杂的国际国内环境下理性的爱国表达方式和社会行为却更为重要。滨州医学院经过多年探索，形成了符合自身情况的路径：第一，教育大学生认识到爱国不是情绪的宣泄，而是对国家积极认同和支持的深厚感情，是维护民族、国家的利益及尊严的行为。第二，培育大学生开放、包容、自信的良好心态以及冷静分析问题的能力和明辨是非的气度，提升大学生的综合素质。第三，培养大学生在道德框架内以负责任的态度、平和的心态表达自己的爱国情感，在法治轨道上文明、有序、合理、合法地践行爱国行为。第四，引导大学生把爱国与自己的学习、生活相结合，将爱国精神体现在日常生活的各种行为中。学校积极开展丰富多彩、形式多样的社会实践活动。组织大学生深入社区、进入农村进行广泛的调查和调研，安排触动学生心灵的座谈和访谈等活动。学生在实践活动中切实地感受国情、地情、民情，将爱国主义感情、意识和身体力行的爱国主义行为高度统一起来。同时，注重活动引导，形成了一系列品牌爱国教育活动：

（1）学校组织党员干部、师生员工观看大型纪录电影《厉害了，我的国》。影片不仅记录了中国桥、中国路、中国车、中国港、中国网等一个个非凡的超级工程，还展示了人类历史上最大的射电望远镜FAST、全球最大的海上钻井平台"蓝鲸2号"、磁悬浮列车研发等里程碑般的科研成果。该片在彰显国家实力的同时，也体现了正是中国人民不畏艰险、埋头苦干、开拓进取的奉献精神，才得以缔造出一个又一个的"中国奇迹"。广大干部师生员工通过观影深受震撼，纷纷表示一定要珍惜当今的幸福生活，立足本职岗位，履职尽责，刻苦学习，为学校"双一流"建设贡献力量。

（2）学校举行庆祝新中国成立70周年升国旗仪式。2019年9月30日清晨，学校在青年广场隆重举行庆祝新中国成立70周年升国旗仪式。全体教职工、全体在校生一起参加升旗仪式。早7时整，国旗护卫队迈着整齐而铿锵的步伐将国旗护送至升旗台。庄严的国歌声响起，旗手迎风振臂一挥，国旗迎风飘扬，全体师生肃立行注目礼，鲜艳的五星红旗冉冉升起。临床医学院2017级于天豪同学做国旗下的演讲《以青春之我，成就青春中国》，他代表全体同学表示，一定坚定理想信念、凝聚磅礴力量，传承英烈精神、照亮逐梦征程，勇于砥砺奋斗、书写青春华章，真正把爱国之志变成报国之行，为实现中华民族伟大复兴的中国梦增添青春能量。

（3）党委宣传部、校团委共同策划快闪，歌唱《我和我的祖国》。2019年2月25日，开学第一天的清晨，我校青年广场上，在雄壮的国歌声中，在师生深情地注目礼下，五星红旗冉冉升起，迎风飘扬。升旗礼毕，悠扬的小提琴响起，广大师生齐唱《我和我的祖国》，喜迎新中国成立70周年，用滨医人特有的热情为党和祖国献礼。

5月12日，在山东高校为祖国歌唱的拉歌活动中，我校师生医护员工在滨州黄河岸边、在烟台黄海之畔，在医院、在校园共同为祖国齐声高歌《我的祖国》《我爱你中国》《红旗飘飘》等红色歌曲，表达了我校师生对祖国的浓浓深情和拳拳热爱。

3. 创新爱国主义教育载体，增强教育效果。目前，大学生在移动互联网络上获取新闻信息、查阅资料、学习英语和专业知识、购物、叫外卖、看电影电视打游戏等活动，几乎囊括了大学生生活的全部内容。互联网已成为思想文化信息的集散地和社会舆论的放大器，滨州医学院始终高度重视及时、主动地占领新媒体领域：第一，建立爱国主义教育网站，发布以爱国主义为主题的软件、程序、文章等，占领校园论坛、贴吧、班级QQ群、微信公众号和微博平台阵地等，让大学生在贴近生活的内容、喜闻乐见的方式和轻松活泼的气氛中自觉主动地接受爱国主义教育。第二，加强对信息内容的审核。发布正面话题，传播社会正能量，牢牢地把握住新媒体舆论的正确导向。第三，净化网络环境，加强网络法律法规建设和网络道德规范的引导，建立有效的预警机制、保障机制和反馈机制。

二、丰植校史文脉，激昂文化认同合力

文化是校园文化品牌建设的灵魂，也是催进学校发展的动力。滨州医学院溯源历史文脉，进一步完善校园文化建设体系，在仁爱文化的建设上，采取"根植校史、凝练特色、强化认同、激扬活力"的策略举措，形成以滨医精神为文化内核，以校训为主线穿引，以校史展馆建设为承载抓手，全员参与、宣教结合、点面共生、上下协同的仁爱文化建设格局，并深嵌于校园文化建设大框架中。在具体的践行策略上，滨州医学院通过校史的积淀标注来完善校园文化品牌体系。无论从外在还是内核，都以坚实的历史发展递进成强劲的精神引导。

（一）从跌宕校史中寻找精神旨归

作为一所有着70余年办学历程的高等医学院校，滨州医学院的历史变迁是中国医学高等教育发展的缩影。其经历的磨难与辉煌，不仅是滨医人响应国家召唤，肩负历史使命，艰苦创业、敢为人先的心路写照，也是中国近现代医学与康复教育发展的重要折射。70余载，从蹒跚起步到岿然屹立，滨医人不忘初心，砥砺前行；从财匮力绌到一体两翼，滨医人自力更生，睿智求索。在艰辛创建时期，历经战争洗礼为正义而流血，历经一穷二白为家园而奋斗，积蕴"育才济世 正德厚生"之情怀；在全面建设时期，承"仁爱风骨"，率先创办我国第一个残疾人医学系。拓"卓业新篇"，开设省内首家口腔专业，率先以优异成绩通过省教委的教学工作评

估。聚"奋进同心",获评省级文明校园,凝铸"初心报国 维新树人"之宏志;在快速发展时期,破除办学基础之拘囿,开辟烟台新校区。破除学科设置之瓶颈,构建大康复学科专业体系。破除未来发展之掣肘,明晰"一优(发挥临床医学优势)两特(突出特殊教育与康复特色)"小学格局,彰显"上医医国 大爱无疆"的时代担当。正是在岁月的沉淀和见证中,在一代代滨医人怀志奋功、勠力同心的实践和传承中,凝聚起"艰苦奋斗、求真务实、开拓创新、甘于奉献"的滨医精神。

（二）从精神基因中淬炼校训精华

在接续奋进的发展历程中积淀而成的"仁心妙术"校训,无疑是"滨医精神"的具象化呈现,是学校教风、学风、校风的集中表现,饱含着滨州医学院大学精神文化的核心内容。看似简洁直白,却涵盖精神和实践两个层面,带有鲜明的中华传统文化和齐鲁地缘文化特征。

"仁心"意为仁爱之心、仁慈之心、仁义之心,隐含三层递进关系。"仁爱"是以人为本,提升个人修为;"仁慈"是积极入世,推行生命关切;"仁义"是家国情怀,强调责任担当。"妙术"意为精深学术、精湛技术、精妙创造。同样含有三层递进关系。"学术"是智者之根本,要提炼真知灼见;"技术"是术业之承载,要讲求学以致用;"创造"是治学之境界,要注重推陈出新。

"仁心"与"妙术"之间又是相互作用、辩证发展的关系。没有"仁心"这一精神引领,术业难有明确方向、难有持久坚持,更难成为百姓福祉。反之,没有"妙术"这一实践验证,仁心难免止乎笔端、沦于空谈,成为空中楼阁。唯德才兼备、知行合一,才能相得益彰、守正出新。

"仁心妙术"落脚于不同领域,又有不同解读。为师,则有"师者,传道授业解惑"之义;从医,则有"大医精诚"之喻。然而无论是"道"与"诚",都与仁心一脉相通;无论"业"与"精",都是妙术精彩呈现。

"仁心妙术"校训精神的凝练,最直接地源于滨医校史的演进与滨医精神的汲养,而更深层的基因,则是与大学精神本原、中华优秀传统文化的浸润分不开的。

（三）从实践路径中增强文化认同

文化认同是最深层次的认同，是凝结文化共同体的基础。对一所大学来说，文化认同是长期共同体验所形成的对校园文化标识特征的感同身受、情感体验、心理归属，是基本价值观的肯定性体认，是凝聚和延续大学精神的纽带和思想基础。基于这样的认知，滨州医学院着重在实践路径中加大师生心理上的肯定性和情感上的趋同性。

仪式化感受。在校园三处重要地点，立起三个滨医丰碑式人物塑像，学生从入学到毕业的历程中，必经三座塑像的精神洗礼。解剖楼前的"王沪祥"，是学校第一任解剖教研室主任，"大师风范"的代表。在生命的最后时刻，没有给自己的儿女留下什么遗产，却给自己终生挚爱的医学教育事业留下了一份遗嘱："把我的遗体献给学校，制成解剖标本，让同学们抚摸着我的骨骼，走进神圣的医学殿堂。"从此，每一届医学新生入学后的第一课，就是在王沪祥教授的塑像前庄严地宣读医学人生誓言，进行医学人生的第一次精神熏染。

校史馆中的"张文博"是全国心电学领域的奠基式人物，"大医精诚"的代表。50年潜心研究心电图技术及其临床应用，以深厚造诣获全国心电图应用突出贡献奖、中国心电学会终身荣誉奖，他主编的《心电图学》成为全国心电图学的权威著作。张文博教授治学的座右铭是"学如逆水行舟，不进则退"。他年近八旬，仍坚持每周去医院查房一次，对年轻大夫和学生言传身教，病重之际，心心念念的仍是科研进展和他的病号们。每一位走进校史馆的师生，都会聆听到教授"永不消逝的心电波"。

医学研究中心的"徐荣祥"是学校1977级优秀校友，"矢志创新"的代表。他发明创立的"烧伤湿润暴露疗法及湿润烧伤膏"1988年获国家重大科技成果奖，致力于人类生命再生复原科学研究，在世界烧伤治疗领域和再生科学领域对人类社会做出了历史性贡献，成为登上哈佛大学医学院世界名人墙的首位中国医生、科学家，毕生都在"为人类生命而奋斗"。每一位置身医学研究的学子，面对徐荣祥，自然而然就会生发出对生命与科学的佑护与敬畏之心。

标志性感召。提起滨州医学院，社会对它最突出的认知是1985年，滨州医学院创办了全国第一个专门招收残疾人学生的本科系——残疾人临床医学系，开创了我国残疾人高等教育的先河。这一举措，也开创了我国依托普通高等学校发展残疾人高等教育的模式，被国内外专家称为"滨州医学院模式"。几十年来，1000多名残疾青年的人生轨迹由此改变，这一举措推动了我国高等教育制度向公平迈进了一大步，滨州医学院这一创举所蕴含的"尊重生命、维护健康、坚持正义、促进和谐"的价值取向和人文理念具有标本的意义。如今滨医的残疾人教育模式，正顺应健康中国战略要求，向特殊教育和康复领域延伸发展，形成了学校办学格局中的两大特色，也内化成为师生心中尊崇的"荣誉标签"。

讲坛式感悟。医者仁为先，医术精为上。借助讲坛、论坛、博弈的形式，一以贯之对仁心妙术的传承，是增强文化认同的常态路径。系列讲坛（含"滨医大讲堂"等）是滨州医学院品牌学术文化活动，邀请国内外知名专家主讲，既有学术前沿动态、社会热点难点，也有文学艺术欣赏等，嘉宾与同学们自由交流、互相沟通、问答质疑，吸引着热爱交流与碰撞的莘莘学子。像这样的论坛还有很多，教授论坛、博士论坛、名人论坛、读书论坛等交相辉映，搭建了一个开放包容、自由平等的精神殿堂，成为滨医校园文化的一道亮丽风景线；滨州医学院大学生科技文化艺术节始于1988年，从开始就以"思想育人、文化育人和科技育人"为宗旨，集思想性、教育性、科技性、文化性、艺术性于一体，让艺术活动迸发科技火花，借科技活动浓郁艺术色彩，张扬着青春的活力、思维的张力和智慧的魅力。生生不息、薪火相传的"仁爱"文化，在推动学校发展的同时，也培养了一大批富有"仁爱"精神的高素质医学人才。"作风朴实、基础扎实、工作踏实"成为社会公认的滨州医学院人才培养品牌。全军著名病理学专家赵景民教授，全国知名睡眠呼吸病专家韩芳教授，扎根基层的全国"五一劳动奖章"获得者曾吾德医师等，就是他们的代表。"仁心妙术"的文化光芒照耀着学子之心，滋养着学生的仁者情怀和智者才学。秉承"仁心妙术"精神，一批又一批德医双馨人才走向社会，播撒着"仁爱"的火种，践行着"妙术"的真谛。

标识化感知。经年的涵育打造，目前滨州医学院已经形成完整的文化理念体系，即"育人为本，德育为先""教学第一，质量至上"的办学传统，"团结、严谨、求实、创新"的校风，"教书育人、为人师表、严谨治学、敬业奉献"的教风和"崇尚科学、追求真理、勤奋学习、诚实守信"的学风，以及"基础理论知识与实践创新能力、全面发展与个性发展、科学精神与人文精神"相统一的育人理念。在文化标识上，滨州医学院确认了校徽的基本形态和内在指向。校徽基本形设计运用字母形象和会意的方法，由两部分组成：上部是学校标志性建筑的变形，同时是英文 Medicine（医学）的首字母变形；下部是英文 University（大学）的首字母变形，其中三道白色半圆弧线寓"三生万物"之意。标志采用深蓝色作为标准色，象征医学的科学、严谨、智慧、理性。标志主体似一副盾牌，寓意滨医人要做生命与健康卫士，广济民生，造福人类。

（四）从实体创建中激扬文化活力

有了史论的精神指向和理念形成，滨州医学院没有浅尝辄止，让仁爱文化的史论建构悬浮化，而是丰植校史文脉，以实体项目为抓手激扬大学精神文化活力。一是举全校之力，兴"活力源"——建设校史展馆。多次翻修，多番论证，从黄河到黄海，从青岛到北镇再到烟台，70余年历史细说从头，沧桑写进滨医人和物，衷情诉说滨医事与情，目前已成为学校校史文化的品牌平台。二是集奇思妙想，绘"活力美"——建设青年广场、仁心湖、妙手石、百草园、三味书屋、德园、憩园等系列文化小品景观，以点带面，不断优化显现"仁心妙术"的气韵美感。三是树品牌典范，育"活力素"——以好人好事为引导，营造仁爱文化生成空间。宋海燕、李金国、刘杨等成为滨医好人好事的品牌典范，以此带动生成群体效应和精神传承，TM之家、滨海天使服务队、义工志愿服务队等一个个爱心志愿团队纷纷成立、一封封表扬信和一面面锦旗纷至沓来。这些不仅在滨医发展史上熠熠生辉，而且像酵素一样激发仁爱之风绵绵悠长，勇于担当、乐于施力、善于助人已成为滨医人的意识自觉和行动自觉。四是应时代之需，立

"活力标"。在"大康复"背景下，滨医正在倾力谋划打造我国首家康复博物馆，全面梳理中国康复医学发展史，全景呈现康复科技演进风貌，全新提炼康复教育经验特色，与学校自身的特色发展共鸣共振，努力创树一支激扬康复文化活力的"风向标"。

总之，滨州医学院仁爱文化的建构与汇聚不是单纯的凭空想象，而是基于现实的校史逻辑形成清晰的文论梳理。又藉由色彩纷呈的具象化载体呈现，让引领有了现实根基和坚实抓手，"随风潜于行，润心细无声"，对滨州医学院的教育教学、学校发展形成强力的文化支撑与沁润。

三、厚植仁爱基因 激活文化传承动力

（一）传扬中华优秀传统文化，提升学生传统文化素养。

中华传统文化，是中华文明成果根本的创造力，是民族历史上道德传承、各种文化思想、精神观念形态的总体，而中国传统节日，既是中华民族悠久历史文化的重要组成部分，又是中华优秀传统文化的重要载体。滨州医学院遵循加强中华优秀传统文化教育的凝练总结要求，以经典文化育人，与时俱进，积极创造具有滨医特色的新时代校园文化，在坚持思想引领、繁荣校园文化、推进合作交流等方面进行积极探索和实践。利用重大节日和各类教育资源开展以爱国主义为核心的主题教育，对于我校青年学子提高艺术修养、塑造完美人格、陶冶高尚情操、纯洁净化心灵，对于弘扬中华传统文化、提升校园文化育人氛围、建设美好精神家园有着重大而深远的意义。

1. "文明祭奠，绿色清明"

为全面贯彻落实习近平新时代中国特色社会主义思想和党的十九大精神，滨州医学院围绕"文明祭奠、绿色清明"主题，通过开展祭奠英烈、主题团日、志愿服务等活动，大力倡导文明祭扫、绿色祭奠，引导团员青年在慎终追远、缅怀先辈的情怀中认知传统、尊重传统、继承传统、弘扬传统，增进爱党、爱国、爱社会主义情感。突出慎终追远、缅怀先烈主题，以追忆为中华人民共和国成立、建设、改革事业抛头颅、洒热血的英

雄人物为重点，在烈士陵园、爱国主义教育基地、革命历史遗迹等场所组织开展祭奠英烈、集体宣誓等活动，引导学生尊重英雄、歌颂英雄、怀念英雄，增强感恩奋进的精神力量。开展"缅怀先烈征文"活动，组织青年学生撰写心得体会，发表感言心声，表达对先烈先辈的感恩怀念。并且开展以"缅怀革命先烈"为主题的团日活动，组织青年学生诵读中华经典，弘扬中华民族优秀文化和传统美德，激励大家珍惜今天的幸福生活，树立报效祖国的远大志向，传扬烈士精神。

2. "粽香滨医，和谐端午"

为尊重传统、弘扬传统、继承传统，挖掘传统节日的深厚文化内涵，突出缅怀爱国诗人屈原，推崇热爱祖国、人与自然和谐共处的主题，引导学生了解、认同、喜爱端午节这一传统节日，感受传统文化魅力，增强爱国主义情感，滨州医学院在全校发起了"粽香滨医·和谐端午"——我们的节日·端午主题活动。学校在莱山区图书馆举办"弘扬社会主义核心价值观，传承中华优秀传统文化"主题端午诗会。诗会由三个篇章组成。第一篇章端午情怀，同学朗诵了《盘中的蒲花》《我的粽子、始终》《断琴口》《我的端午》等篇目，把大家带入了浓浓的端午节日氛围中。第二篇章纪念屈原，同学带来的《橘颂》《端午抒怀吊屈原》《离骚》《魂兮归来》，让在场观众重温了伟大诗人屈原的爱国情怀和坚毅品格。第三篇章爱国抒怀，师生带来了《军礼》《将进酒》《我的北方和南方》《与妻书》《闪耀吧，青春的火花》，他们用声情并茂的表演诠释了爱国志士为祖国奉献生命的壮志情怀，引得现场观众也不禁跟着落下了泪水。我校师生和烟台朗协老师用精湛、精彩的表演，让观众感受到了诗词歌赋高雅艺术的熏陶，同时也接受了优秀传统文化和爱国主义教育。

滨州医学院还在青年广场举办我们的节日"粽香滨医·和谐端午"中医"游园"活动。活动伊始，马克思主义学院曹锡山以"端午节中的爱国情怀"主题，向现场师生讲述了端午节的由来及申遗历程，希望广大青年学子学习屈原"高瞻远瞩的政治定力、不为名利的政治勇气、不离不弃的家国情怀、向死而生的爱国志气"等宝贵精神品质，敬畏历史、进一步继承和弘扬爱国主义精神，坚定"四个自信"，做思想坚定、本领过硬的中医可靠接班人。游园会设有长筷夹五谷、刺五毒、投壶、中药接龙、我画你猜、端午知识问答、记忆大比拼、中药障碍跑、穿越时空等9个传统互动项目和端午香囊制作、五色绳编织、立彩蛋、中医产品及文创产品售卖、中医外治诊疗5个中医文化体验项目。端午游园会将端午文化与中医特色相结合，将爱国教育与节日欢庆相融合，以当代大学生喜闻乐见的形式，寓教于节，进一步激发了学生对传统节日的兴趣、深化了对传统文化的理解，增强了对家国情怀的认同。

为尊重、继承、弘扬传统，挖掘传统节日深厚文化底蕴，滨州医学院组织国内学生和来华留学生，开展了多种形式的主题教育活动。活动中，文化院的老师介绍了端午节的由来和习俗，为来华留学生佩戴五彩绳，带领他们到田野采摘艾草，随后演示了包粽子的方法，并教给留学生叠粽叶、填糯米、放蜜枣、系绳子等一系列工序。来华留学生还体验了古筝、古琴艺术表演，学习了太极拳、八段锦等中国传统武术。留学生们品尝着自己包的粽子，纷纷表示将来有机会，会把节日体验活动带到自己的国家去，让世界上更多地人爱上中国端午文化。

3. "国医节"主题教育系列活动

党的十八大以来，习近平总书记就发展中医药做出系列重要指示批示，为传承发展中医药事业提供了根本遵循和行动指南；党的十九大做出"坚持中西医并重，传承发展中医药事业"的重要部署；2019年"两会"政府工作报告中更是强调：要"支持中医药事业传承创新发展"。为深入学习宣传贯彻落实党的十九大精神和习近平总书记发展中医药的新思想新论断新要求，坚定中医信念，弘扬国医文化，滨州医学院举办了"国医节"开幕式、习近平新时代中国特色社会主义思想和党的十九大精神系列教育活动、中医经典诵读、中医药文创作品设计大赛、中药植物创意标本大赛、"中医健康行"系列活动、第四届"汉承毓秀懿美中华"传统文化知识竞赛、优秀学子讲坛、第三届"品读经典"传统文化微课比赛、中医技能大赛、端午游园会、国医"童"行等20余项内容丰富、形式多样的活动，各项活动交相辉映，异彩纷呈，营造了健康高雅、文明和谐、具有品牌特色的校园文化氛围，弘扬了中华优秀传统文化，有效提升了广大师生对中医国粹的学习热情和信心，提升了中医素养和实践技能。

4. "魅力天使修炼营"主题教育系列活动

通过"魅力天使修炼营"的方式开展系列主题活动，以此引导学生、成就学生，使"做一个宅心仁厚心中有大爱的人、做一个学有所获知识渊博的人、做一个心中有戒行有所止的人、做一个勤于奉献乐于助人的人"成为学生的自觉追求，让思政工作方向更加明确、主线更加明晰、护生形象更加具体，以实现学生自我教育、自我成长的教育目标。通过"青春滋养"导师助力和朋辈助力工程，搭建了教师、辅导员、国内外护理专家、学生榜样等协同育人平台，营造了榜样示范、比学赶超的良好学习氛围；开展"品经典悟人生"读书交流会、"享雅韵抒情怀"诗词歌赋赏析会、护理技能大赛等丰富多彩、积极向上的学术、科技、体育、艺术和娱乐活动，丰富学生校园文化生活，发扬中华优秀传统美德。把德育与智育、体育、美育有机结合起来，寓教育于文化活动之中，展现文化之美和博学之长，提高学生国学素养，营造好学博知的良好氛围。

5. "五四"表彰

为纪念"五四运动"，弘扬五四精神，开创工作新局面，滨州医学院召开"五四"总结表彰大会。该活动旨在激励广大团员青年继承和发扬"五四"精神、铭记历史，增强青年大学生责任感和使命感，展示滨医青年的精神面貌，释放青春正能量，不忘初心，坚定不移地坚持社会主义，坚持中国共产党的领导，继承先烈们为实现社会主义而敢于献身的伟大精神，在日常的生活中奋勇争先，努力学习，成为一个敢于担当、热爱祖国的优秀青年，为祖国的建设事业添砖加瓦，贡献出自己的青春力量。

6. "三八"国际妇女节活动

为进一步提升教职工爱岗敬业、乐于奉献的工作热情，凝聚学校发展正能量，滨州医学院陆续组织开展系列活动，庆祝"三八"妇女节。当日，学校女教职工瑜伽班开班。希望通过瑜伽运动让各位老师释放压力、放松心情，以更饱满的热情投入工作中。学校为每一位女教职工送上鲜花或精致的绿植盆景，表达对女教职工的节日祝福。主题活动的开展，营造了温馨和谐快乐的节日氛围，女教职工纷纷表示，奋斗的人生最美丽，未来将以更加饱满的热情投入今后学校"双一流"建设中，为学校的发展贡献青春力量。学院还将陆续开展"种下一棵树美丽乡村行""巾帼创新业奋进新时代"优秀女性事迹分享会、读书会等系列活动，进一步丰富女教职工的业余文化生活，浓郁巾帼建功新时代的良好文化氛围。

7. 新生入学、毕业生离校系列主题教育活动

在新生中开展理想信念、爱校荣校、校规校纪、安全法制等主题教育。组织开展我要上开学典礼、新生急救技能培训、观看爱国主义电影等形式多样的主题活动，帮助新生扣好大学第一粒扣子。在毕业生中扎实开展感恩诚信、就业创业、安全稳定、心理健康和征兵宣传教育。组织开展回味滨医毕业餐会、我为母校献一策、我要上毕业典礼等丰富多彩、温馨难忘的毕业季主题活动。组织开展领导干部讲授"开学第一课""弘扬爱国奋斗精神、建功立业新时代""文明诚信""学宪法讲宪法"等主题教育活动；结合"七一""十一""一二·九"等重大节庆日开展"我们的节日"系列教育活动以及开展大学生主题教育活动品牌创建活动。

8. 深入开展爱国主义教育

以庆祝新中国成立70周年为主线在全校学生中开展"我和我的祖国"主题教育活动，举办"大学生讲思政课"比赛、榜样力量系列宣讲、党史国史校史知识竞赛等活动20余项；认真贯彻落实《新时代爱国主义教育实施纲要》，建设渤海革命老区纪念园和郭永怀事迹陈列馆2个爱国主义教育基地。

滨州医学院组织开展形式多样的主题教育活动，弘扬优秀的传统文化，在中华传统特色的发展中提升自我，培养青年学子的核心价值观，促进校园文化建设，为学校建设优势突出、特色鲜明的高水平医科大学做出贡献。

（二）积极推进高雅文化引入校园，提升学生综合文化素养

高雅艺术是人类在发展过程中积淀的优秀文化成果，有着深刻的审美内涵和教化作用，也是丰富校园文化生活，提高学生艺术修养，引领广大师生弘扬优秀民族文化的良好形式，聆听高雅音乐，观摩高雅艺术，是对自我内心的一种高层次审视，是对人格和心灵的一种净化和提升，有利于营造良好的高校文化环境，引领高校学生弘扬优秀民族文化，吸纳人类先进文化成果。

滨州医学院坚持育人导向和价值引领作为高雅艺术进校园活动的第一要务，严把活动的政治方向、价值取向、审美导向。坚持以立德树人为根本，讲政治、讲品位、讲格调、讲责任，坚持思想精深、艺术精湛、制作精良，推出具有鲜明时代烙印的精品力作，满足高校学生对美好文化生活的需要。坚持遵循教育规律和学生心理特点，突出培育和践行社会主义核心价值观，以美育人、以文化人，形成全员全过程全方位育人格局。坚持经典文化育人，与时俱进，积极创造具有滨州医学院特色的新时期校园文化，营造青春健康的校园生活风尚。

由教育部、文化部、财政部联合主办的，以"走近大师，感受经典，陶冶情操，提高修养"为主题的高雅艺术进校园活动，已成为普及优秀民族文化艺术的有效途径，对于引领高校师生弘扬中华优秀传统文化、吸纳人类文明成果、提高艺术修养和文化素质发挥了重要的作用。"高雅艺术进校园"活动对于我校青年学子提高艺术修养、塑造完美人格、陶冶高尚情操、纯洁净化心灵，对于弘扬中华传统文化、提升校园文化育人氛围、建设美好精神家园有着重大而深远的意义。

"高雅艺术进校园"是滨州医学院开展的高水平文化艺术活动，也是校园文化活动的重要组成部分。滨州医学院将把高雅艺术赏析融入校园文化建设，积极弘扬中华优秀传统文化，不断提高校园文化品位，陶冶学生情操，引导学生接受优秀文化艺术的熏陶，树立正确的价值观和健康向上的审美观念、艺术素养，促进学生全面发展。

近年来，滨州医学院通过打造高雅艺术进校园、科技文化艺术节等校

园文化品牌，重点支持与专业融合度高的校园文化活动，构建高品位、多层次、受益面广、影响力大、吸引力强的校园文化活动品牌体系，不断满足团员青年深层次、多元化的文化需求，把"大学即文化"的理念贯穿到各项教育活动中，使学校外在形态、内在神态、师生心态内外和谐，办学实力、教学活力、文明魅力刚柔并济，实现了传统文化传承路径的校园文化建设的"滨医探索"。

一是丰富校园文化生活，提高学生艺术修养。大力开展戏曲、书法、传统体育等进校园活动，继承和弘扬中华优秀的传统文化，陶冶未成年人思想情操，培养高雅生活情趣，全面提升学生的艺术素养。充分利用各种社会资源，积极开设国画、书法、篆刻、戏曲、剪纸、武术、楹联、古典音乐等校本课程，促进校园文化建设，增强中华民族文化自信。

二是邀请高雅文化品牌进校园。

近年来，滨州医学院校邀请国家京剧院、辽宁芭蕾舞团、山西话剧院等著名国家、地方优秀艺术院团开展高雅艺术进校园，并组织举办国家京剧院《凤还巢》、山东歌舞剧院《孔府乐舞》走进滨州医学院专场演出，庆祝改革开放40周年"声韵悠长"朗诵音乐会以及周末音乐会、经典艺术讲堂、精品展演、重点剧目演出和专题展览、系列讲座、志愿者讲解、书法讲座及笔会等活动，将思想引领与文化艺术相融合，建设健康向上的文化阵地，让广大师生进一步了解中国上下五千年的优秀文化传统，并汲取中华民族精神的文化营养，有效培养了滨医师生的道德素质、身心素质、智能素质及良好的学习和生活习惯，个性塑造及审美能力。

（三）加强"残健融合"特殊教育，传承"教康结合"学科思想

教育与康复相结合，全方位为学生服务。医学是残疾人生存的基石，教育是残疾人成长的源泉，康复是残疾人发展的追求。医教康结合，是残疾人高等教育发展的题中之意，是残疾人高等教育发展的核心内涵与基础要素，体现了高等教育普遍规律与残疾人教育特殊规律相统一、相融合。教育与康复是残疾大学生的双重需求。传统残疾人教育主要是由特殊教育学校承担，满足残疾学生教育的需要，而忽略康复的需求。滨州医学院是

医学教育与特殊教育、康复教育相结合的最佳典范，以特殊的教育对象为载体，对医学教育模式的转变做出了积极探索，实现了医学教育、残疾人教育和康复教育的深度融合，这种探索和创造积极顺应了世界残疾人教育发展的主流、高等教育的改革发展大势和医学教育的重要转型，成为富有我省特色的残疾人高等教育新模式。

针对学生"多需求多层次"的特点，滨州医学院围绕着全面为学生服务开展工作，加强服务型党组织建设。针对视障生学习、生活特点，设立残疾大学生学习资源中心，为视障生配备专用电脑、读屏软件和专门的生活老师。针对听障生学习特点，建立专门的语音转化学习资源教室、配备专业的手语老师、成立课后辅导小组等等，切实解决特殊群体学生的学习问题。针对残疾学生需要进行矫治手术的情况，成立了残疾大学生康复补助金。针对残疾学生大多数家庭比较困难，联系爱心人士和企业资助学生。另外，正在积极推动成立残疾大学生"共融·成长"辅导工作室，推动残健融合，一站式解决残疾学生心理成长、学业发展、就业创新等方面的问题。

滨州医学院进一步强化优势，不断深化残疾人高等教育研究，深入挖掘残疾人文化资源，深入实践和传播"残健融合"残疾人高等教育理念，打造代表国家水平的残疾人高等教育品牌，引领我国残疾人高等教育发展；进一步优化布局，提升内涵建设，围绕服务残疾人事业发展，优化特殊教育、言语听力康复等教育康复相关学科专业结构，加大高水平师资引进力度，建设结构合理、特色鲜明、国内一流的教育康复专业集群；进一步深化合作，强化对外交流，深化国际合作，不断提高特殊教育办学的国际化水平，深入推进特殊教育人才培养与中国残联等部门和行业的互动，建立政产学研用协同创新机制。

滨州医学院特通过把脉残疾大学生的成长需要，积极发挥党支部的战斗堡垒作用，实施精准服务，残健融合不断向纵深发展。2018年，滨州医学院蓝丝带志愿者服务队荣获第三届山东省青年志愿服务项目大赛铜奖；荣获第五届全国康复医学相关专业学生技能大赛听力与言语康复学二等奖；手语协会志愿服务队获得驻烟高校手语大赛团体赛、个人赛一等奖；祝贺同学喜获全省大学生校园最美歌声大赛一等奖；林丽琴、林坚满等多名视障学生在国家级、省级、市级残疾人运动会中获奖并打破赛会纪录；支部积极开展残疾学生帮扶活动，鼓励残疾学生实现多元就业，如2018届视障生王彦龙在宁波成立了黑乐文化有限公司，突破视障生职业局限。支部荣获"山东省优秀基层党支部"、入围第二届全国高校"两学一做"党支部风采展示活动学生党支部工作案例特色作品。

多年来，滨州医学院秉承"以人为本"的发展理念，开拓进取，勇于创新，已经形成多专业多学科协同发展的良好态势。形成了残健融合、教育与康复相结合的育人模式，被专家誉为"滨州医学院模式"。学院残疾人高等教育由于办学特色鲜明、质量优异而广受赞誉，先后被中宣部等八部委授予"全国扶残助残先进集体"称号，被教育部表彰为"特殊教育先进单位"。"滨医模式"在残疾人高等教育领域被广泛借鉴，引领了全国普通高校残疾人教育的成熟发展，残疾学生就业率高达97.5%以上，为社会培养出一大批优秀人才。滨州医学院以优质教育为残疾学生全面发展开拓了广阔的道路，广大残疾大学生自强不息、奋发成才。他们中的一部分人成为医疗、科研等领域的骨干力量；一部分成为优秀残疾人运动员、教练员，为中国体育强国建设做出了重要贡献；还有一部分扎根基层、自主创业，在各行各业贡献着智慧和力量。迄今已培养1200余名优秀残疾大学毕业生，涌现出"全国自强模范"、"泰山学者"、中国睡眠研究理事会会长韩芳、美国国立卫生研究院国家癌症研究所资深科学家席思川、国家"千人计划"青年专家郑厚锋、"全国五一劳动奖章获得者"曾吾德等一大批优秀人才。学院是"残疾人高等教育基地""国家级盲人医疗按摩规范化实训基地""山东省社会科学普及教育基地""医疗健康行业增材制造产教融合示范基地"和"山东省残疾人大学生就业指导服务中心"。

（四）多路径挖掘仁爱文化资源，探索文化呈现多元化路径。

仁爱校园的建设需要激活历史中的仁爱基因，这就需要多维路径来挖掘具有仁爱特色的文化典型，并形成科举持续力和传播性的文化资料。近年来，滨州医学院先后编纂完成《滨医情 滨医梦》《百名教授风采录》等校本德育教材以及滨医历史影像专题片，深入挖掘学校文化积淀和优良传统。召开"新时代中国残疾人高等教育再出发"高峰研讨会，并将相关内容结集出版，为校园特色文化资源的建构进行了有力探索，具体表现在以下几个方面：

一是人物建构特色文化资源的著作路径。滨州医学院坚持以文化人，以人类文化学的视角深入挖掘滨打造滨医特色文化品牌。学校大力推进"财富工程"，并以此为依托，采访滨州医学院历史发展的见证人，发掘滨州医学院优秀师资，挖掘滨州医学院的青春力量，对办学70余年历史中的重要人物和工作成果进行采访、挖掘，以口述历史和影像记录的方式形成文献材料，并组织专门力量形成著作：2015年7月，《青春与道德》一书出版；2016年6月，《滨州医学院百名教授风采录》一书出版；2016年6月，《滨医情 滨医梦》一书出版。这样，从开始的项目建构到具体的实地挖掘一手材料再到后来的著作成形，滨州医学院探索了全新的文化人类学助力校园文化品牌建设的路径，并以著作的路径进行确认。以著作为文化资源的建构路径，一方面可以较为系统的梳理文化资源的呈现和发展形态；另一方面，可以发挥留史的功能，从媒介传播的视角来发现，显然书籍的传播与留存效应更强。这些著作在发现文化资源的过程中也称为新形态的文化资源，而且这些文化资源的凝练性、典型性、传播性更强，对于支撑校园文化品牌的建设与打造具有基础性作用。

二是影像建构特色文化资源的叙事路径。直观性、生动性、立体性让影像传播成为文化资源积聚和传播的重要路径。而且，影像资料的留史功能也非常强，可以与纸质媒介的史料保存形成更为丰富的文化资料体系。近年来，滨州医学院着力打造影像文化，先后出品了一系列精品影像项目。2018年录制展现滨医历史文化底蕴的《口述滨医》第一集；2019年，摄制《开学快闪》《康复之梦》《不忘初心 砥砺前行》《护士节快闪》《口述历史》第二集，既有历史的回溯，也有当下特色文化资源的挖掘，双向的交织让滨医文化在影像叙事的战线上别开生面。2020年，滨州医学院以影像关注疫情，摄制了《杏雨绵绵为谁春》，记录了疫情下滨医师生的逆境中奋发向上的精神状态，成为记录历史的重要影像资料。一系列影像文化资源的生成为滨州医学院校园文化品牌的打造提供了多维度的支撑。

三是峰会建构特色文化资源的创新路径。残疾人高等教育是滨州医学院的发展特色，首开全国先河的壮举也奠定了学校在该领域的优势地位。学校领导者始终坚持强化残疾人高等教育的优势发展，并着力通过峰会的形式来扩大影响力，积聚残疾人高等教育的特色文化资源。2018年6月23日至24日，滨州医学院作为残疾人高等教育的首创者，与《中国教育报》在烟台联合举办"新时代中国残疾人高等教育再出发"高峰研讨会。国内外60余位特殊教育与康复领域的专家学者齐聚一堂，纪念改革开放40周年，回顾发展历程，总结成功经验，研判机遇挑战，共同把脉新时代中国残疾人高等教育与康复事业的新发展。研讨会上，专家学者围绕滨医创办残疾人高等教育的初心、历程及经验，当前我国残疾人高等教育面临的问题、机遇、挑战及未来走向，新时代"健康中国"背景下残疾人高等教育发展新要求，残疾人高等教育的思政工作创新、教学改革与创新创业实践研究，残疾人高等教育政策研究，残疾人高等教育校园文化载体建设等话题，分组进行深入研讨，形成共识，并发布《"新时代中国残疾人高等教育再出发"高峰研讨会烟台宣言》。

中国残联执行理事会理事李庆忠认为，教育和康复是改变残疾人命运、促进残疾人发展的重要途径。改革开放以来，以滨州医学院为代表的一批高等院校率先突破，成为中国残疾人高等教育和康复医学教育的开创者、推动者和引领者，为促进残疾人教育和康复事业发展、推动社会公平正义和国家文明进步做出贡献，彰显了深厚的教育情怀和深切的生命关怀。

面向新时代，残疾人高等教育具有特殊的时代价值。滨州医学院党委书记车先礼表示，残疾人高等教育和康复医学教育要坚持以人民为中心，推进教育公平；要坚持立德树人根本任务，办有中国特色的残疾人高等教育；要坚持"医教康结合"，打造中国残疾人高等教育新模式；要坚持开放协同，构筑应用研究型人才培养高地；要坚持文化传承创新，引领社会风尚推动社会文明；坚持教育优先发展，凝聚残疾人事业发展合力，共同为"健康中国"贡献高等教育的智慧和力量。

此次峰会还揭牌成立了中国残疾人大学生创新创业孵化基地、中国残疾人教育研究中心，启动了中国康复博物馆筹建和中国康复医学史编纂工作。

峰会的举办打破了以往简单办会的模式，而且有着持续的后发品牌效应。比如，2018年10月18日，第20期《中国高等教育》杂志在"改革开放四十年"栏目刊发滨州医学院最新理论研究成果——"新时代残疾人高等教育的新使命"。文章紧紧围绕当前我国残疾人高等教育面临的困境和挑战，坚持问题导向，通过实证研究，对新时代"健康中国"背景下残疾人高等教育发展命题做出了系统回答。文章特别指出，作为中国残疾人高等教育的创始者，滨州医学院经过33年的艰辛探索与卓绝实践，创建并不断完善了"大康复教育"体系，走出了一条符合国情特点、符合特殊教育规律的特色办学之路。该研究认为，我校探索并践行的"医教康结合"之路，实现了高等教育普遍规律与残疾人教育特殊规律相统一、相融合，为建成国家级、多功能、创新集成性康复专业高端人才培养基地，实现伤残生命的重建提供了鲜活的实践范例。滨州医学院走的"医教康结合"之路，是残疾人高等教育自身发展逻辑的必然结果，这是历史赋予这所学校新的重大责任。

峰会之后，学校相关部门还专门整理了会议记录，并形成理论文献，文献系统梳理了滨州医学院的仁爱文化发源于基因确认。早在1985年，滨州医学院针对很多优秀残疾人因为身体原因不能进入高等学府深造的现实，以敢为人先的勇气、有教无类的胸怀和舍我其谁的担当，创办了专门招收肢残大学生的临床医学系（医学二系），开创了中国残疾人高等教育的先河，被社会誉为"做了天底下功德无量的大好事"，被残疾人称为"再生之地"。之后，中国残疾人高等教育事业逐步由"一枝独秀"到"多花齐放"，由单专业招生到多专业拓展。

办学30多年来，滨州医学院主动顺应世界残疾人教育发展主流和医学教育转型，以残疾人大学生康复和发展为核心，创建了"残健融合、教育与康复相结合"的人才培养模式,被专家誉为"滨医模式",现已成为中国残疾人高等教育的主流模式。2012年以来,学校又先后拓展招收视障、听障学生,设置特殊教育、言语与听力康复、康复治疗学等专业,构建起"残疾人人才培养和服务残疾人事业专业人才培养"的体系,为社会培养了1200余名优秀残疾人大学生,受到社会广泛赞誉。随着国家残疾人康复事业和健康服务业发展,2013年以来,滨州医学院秉持服务"健康中国"战略,服务残疾人事业的传统和自觉,积极调整办学思路,又把康复列为学校的一大办学特色来培育和强化,构建较为完善的"医、理、工、管、教"等多学科门类协调发展的"大康复"学科专业体系,致力建设以康复为特色、国内一流、具有国际影响力的,立足全面康复、涵盖医学康复、教育康复、社会康复、职业康复、康复工程等学科专业的高水平应用研究型大学。从"滨医模式",到康复转型发展以至"大康复"人才培养体系的构建,诠释了滨州医学院的责任担当,诠释了滨医人的仁爱文化价值追求和行动自觉。

(五)率先建设康复博物馆,不断完善校园人文设施。

康复博物馆的建设是滨州医学院校园文化建设的新亮点,也是"三个校园"建设的重要组成部分和具体支撑。康复博物馆的建设以滨州医学院国家级特教康复园区为依托,以学校开创全国残疾人高等教育为文化基础,秉承学校仁爱文化基因,激扬特色文化发展活力,成为滨州医学院打造仁爱校园品牌的具体践行和创新探索。

康复博物馆在建设理念上,秉承"中和"哲学传统,践行"绿色、人文、仁爱、精诚"理念,凸显"中和则正,正则健康幸福"的康复文化内涵,建构"康复中和之旅"的主题意象,打造以生动性、趣味性、科普性于一体的"康复之旅"。力争建为众多博物馆中的精品馆。

考虑到康复事业发展的标志性事件以及社会功能承担,康复博物馆的建设已选址于山东省滨州医学院国家级特教康复示范园区,位于山东省三大核心城市之一的烟台市城市发展中心区莱山区域内风景优美的逛荡河畔。康复博物馆以保护文物、传承历史、科普宣教,促进康复学科专业建设为功能定位,以为康复事业立碑树传为旨归,全面服务于康复文化的传承和技术发展创新。场馆于2018年3月开始建设，建设目标为国内第一座具有国际视野、中国气派、山东品格、滨医特色的康复博物馆。

目前，康复博物馆主体场馆已建成，内装设计布展分三期完成，首期规划布展面积1500平方米，以"中和之路"（中和则正，正则健康幸福）为表现主题，表现与之相关的生命、健康、励志等方面的场景，采取分区设置，分馆架构，以流畅的动线线条链接，按照"一厅两馆四区一廊"进行空间布局，形成以"人文与科技交融"为牵引，"声、画、影、文、人、物、事"兼容的大型现代化博物馆格局。目前，博物馆收集馆藏品1000余件，拟形成上至夏商和古希腊时期，下迄21世纪当代发展的较为完整的藏品序列，类型涵盖康复文物、文献资料、辅具器械、人工智能等。全部建成后，博物馆将成为校园文化名片，区域文化载体，国家康复科普、人才培养、创新实践基地。

在具体的设计上我们探索遵循了以下原则：

1. 引导性与文化性相结合。

中国残联主席张海迪曾经说过："康复是生命的重建。"她的思索和实践，勇于把自己的光和热献给人民的大爱之举，启迪和感召着所有从事康复事业的人们。她的许多作品和著作都可以表现博物馆的主题意旨和价值追求。

受此启发，康复博物馆"一厅两馆四区一廊"的设计主题分别以张海迪的作品命名，赋予每个场馆生命的情怀。既体现出康复的文化性特征，又具有一定的引导性。根据序厅、康复历史与文献馆、康复技术与体验馆、康复名人长廊以及康复发展历程展区、康复文献展区、康复教育与滨医实践展区、康复事业展望展区等分区特点，找寻与中国残联主席张海迪的著作题目的契合点，分别形成以下具体的厅馆与主题名称：

（1）序厅:《生命的追问》（1999年11月作家出版社出版）

（2）康复历史与文献馆:《树高千尺忘不了根》（1999年11月收录在作家出版社出版《生命的追问》散文集）

（3）康复技术与体验馆:《轮椅上的梦》（2005年9月人民文学出版社

出版）

（4）康复文化长廊：《当星光闪烁时》（2006年10月1日收录在中国社会出版社出版的《孤独的碎片》散文集）

（5）康复文献展区：《永远的凝望》（2016年1月收录在华夏出版社出版的《张海迪作品精选》一书中）

（6）康复发展历程展区：《与大自然共舞》（2016年1月收录在华夏出版社出版的《张海迪作品精选》）

（7）康复教育与滨医实践展区：《向天空敞开的窗口》（1991年辽宁人民出版社出版）

2. 普适性与特色性相结合。博物馆是一个服务社会与其发展之非营利与常设机构，基于教育、研究与娱乐之目的，面向公众开放，以此获得保存、研究、沟通与展示人类物质与非物质性遗产与环境。所以，在建设的具体实践中，既要遵循博物馆建设和康复事业发展规律，立足中国，面向世界，汲取不同国家、不同民族的康复文化特质，系统把握中国康复博物馆建设的发展方向、共同要素，又要立足校情，以滨医开创中国残疾人高等教育为核心，以残健融合、教育与康复相结合的滨医模式为重心，挖掘内涵、打造品牌，丰富载体，凸显滨医精神的传承与创新，切实彰显学校文化特色。

3. 整体性与层次性相结合。既要把康复文化融入博物馆的整体建设，统一规划，凸显场馆建设的整体性，又要科学确定博物馆的建设目标、内容、布局、步骤以及资源配置，根据通史、文献、技术、名人、文物等不同层面分类实施，处理好彼此之间的关系，形成互相照应、相互映衬的格局，让历史说话，让文物说话，切实推进博物馆建设的文化物品承载和内在意蕴的全面和谐。

4. 传承性与创新性相结合。博物馆守护文化之根，保卫文化之源。所以，康复博物馆的建设，既要传承中国康复文化和学校的优秀文化传统，挖掘中国康复事业和学校相关历史文化资源，保持中国康复文化内核与滨医精神传承的内在一致性，又要解放思想、与时俱进，解决好世界康复、中国康复、滨医之间的关系，融入创新元素，把握新理念，培养新思维，在传承中创新，在创新中发展，不断增强中国博物馆建设的社会性和时代感。

5.科技性与人文性相结合。在具体建设过程中，既要凸显康复与医学、工程、技术的内在属性关联，倡导以求真为目标、创新为灵魂的科学精神，坚持真理性、知识性，又要高度重视康复与教育、社会的文化关联，高度重视人的价值，注重人文精神浸润，注重文化引领，不断增强观众对康复博物馆建设的关注度和认同度。

康复博物馆按照"人 事 物"的整理原则，采取分区设置，分馆架构，分类整理的建设策略，分别建设序厅、康复历史与文献馆（内含康复发展历程展区、康复文献展区、康复教育与滨医实践展区、中国康复事业展望展区）、康复技术与体验馆、康复文化长廊，形成以"人文与科技交融"为牵引，兼容"声、画、影、文、人、物、事"的"一厅两馆四区一廊"格局，打造国际视野、中国气派、山东品格、滨医特色的新时代现代化博物馆。

在整体的规划布局上，全馆以序厅为起篇，与康复历史与文献馆统筹链接，以名人长廊为南北引导轴线，从南到北依次设置康复技术馆、康复体验馆以及多媒体展示区，建构点面结合，线条明朗的整体格局，给以观众以视觉的整洁感和艺术演进感，从艺术设计的层面呼应康复事业不断向前的主题旨归。

博物馆是文化再现的场所，所以要建设好康复博物馆，还需要放置在康复事业发展的现实，体现康复理念、康复文化、康复观点、康复认知、康复情感，更重要的是体现康复的价值选择，这些都需要在康复博物馆的理念缘起、框架预设和设计构想中得以体现。康复博物馆的建设是康复事业发展的集中凝练，也是体现人类生存层次的重要补充。这是以更为精准的个体和谐幸福为衡量标准的社会议题。在当前康复事业发展全球化的语境中，如何彰显康复特色以及吸引力，体现康复发展与人类健康事业的"美美与共"，找寻出康复发展的历史文脉，以技术与历史文化交织的视野让人们正确认识康复，进而重视康复，这不仅是残疾人群体的福音，人类健康事业发展的进步，而且也是滨州医学院以康复博物馆的建设为承载呈现仁爱文化的滨医方案。

四、固植实践载体，激荡仁爱教育魅力

（一）坚守主渠道，打造"第一课堂"教育品牌

1.打造"上医课堂"，让思政课程"活起来"

近年来，滨州医学院为了让思想政治理论课堂"活起来"，把"上医医国"为理念融入思政课教学，着力打造"上医课堂"，在延续中华优秀传统文化母版的基础上，创新适合医学院学生的"新版"思政课。

"上医医国"出自《国语·晋语八》秦国名医医和之语："上医医国，其次疾人，固医官也。""上医医国"是医家致知的最高追求，其终极目标就是济世救人。新时代的"上医医国"与民族传统、时代精神相融合，把课堂教学与医学优秀传统文化、"健康中国"战略、民族复兴大业相统一，厚植医学生的家国情怀，将"重医本塑医德"这一目标立高、立准、立实。

（1）专题施教，让思政课"活起来"

在教学中，滨州医学院马克思主义学院的教师"望闻问切"，聚焦医道与治道，以专题的形式进行精准设计研究，重新整合课堂教学内容，打造以医为本的思政课堂。

"医学梦与中国梦如何同频共振？如何夯实中华民族伟大复兴的健康之基？健康中国梦中医学生的使命与担当是什么？全民健康如何助力全民小康？面对疫情我们能做什么？"在"毛泽东思想和中国特色社会主义理论体系概论"主讲教师吕振波的课堂上，根据具体的教学内容为医学生准备"菜品"，经过分析提炼，形成既有针对性又系统化的教学专题。

马克思主义学院党总支书记张玉龙说，"'上医医国'理念是与新时代民族精神和时代精神相契合的"。正是这种契合，明确了医学院校不仅是培养具有扎实医学知识和临床实践技能的医学生，更是要培养具有家国情怀、勇于担当的新时代青年。

（2）案例讨论，让思政课"活起来"

如何践行白衣天使使命抗击疫情？如何透过疫情看中国精神？……刘文卿老师在讲述战"疫"期间所彰显出的中国精神和中国力量时，结合滨医附院援鄂队员陈贞敏和患者之间的感人故事，一下子就提起了很多学生的兴趣，在以"医学生的使命与担当"为主题的讨论中，学生在课堂上抢着发言。

"老师讲的身边感人故事，让我们感受到了在马克思主义指导下中国特色社会主义国家的力量和情怀，一方有难八方支援的全民抗疫是最真实的案例。在这场没有硝烟的战'疫'面前，我们要跟随国家的脚步，用思政理论武装自己，为打赢这场攻坚战贡献出自己的一份力量。"2018级信息管理与信息系统专业的牛英林同学在上完课后写下了这段话。

如何使思政课由枯燥变活泼，由刻板变生动？刘文卿老师将"身边故事""案例讨论"等有效教育形式引入思政课教学，增强了思政课的针对性和实效性。

（3）多元供给，让思政课"活起来"

2018级临床医学专业的于新雨同学没有想到自己在校的第一个比赛荣誉证书竟然是在"毛泽东思想和中国特色社会主义理论体系概论"课上获得的。他的《青春中国梦，赤诚医者心》在"习典汉韵，平语近人"思想政治实践之经典阅读活动中荣获一等奖。"为了写好这篇读书报告，我在图书馆看了很多书籍和期刊，还找了很多相关数据。让我更深刻地理解了医学梦和中国梦，可以说受益匪浅。"这是于新雨的内心感受，也是许许多多参加概论课实践教学同学们的切身感受。

"'毛泽东思想和中国特色社会主义理论体系概论'和其他思政课在教学中面临的问题一样——学生对抽象的内容缺乏兴趣。我们希望尝试把思政课通过各种实践形式激活思政元素，使枯燥的马克思主义理论课变得生动形象，以此减少学生对课程内容的疏离感。"马克思主义中国化教研室主任吕振波说。

在实践教学活动环节，学生通过网上调查、个别采访等形式，深刻了解医德模范人物的突出事迹，撰写调研报告；组织学生在学习钟南山、李兰娟、李文亮以及学校附院支援湖北医疗队模范人物事迹的基础上，拍摄抗击新冠疫情题材的微电影，宣传弘扬崇高的医德医风，助力医学道德与医学人文教育。成立大学生时政宣讲团，以学习贯彻党的十九届四中全会精神为主题，利用假期走进基层宣讲，送党的创新理论进基层万家，着力打通师生群众学思用贯通、知信行合一的"最后一公里"，做好党的理论宣传教育的"扩音器"。此外，马克思主义学院还针对医学生特点，还积极探索说唱、辩论、演讲、角色扮演等多种方式的精准供给，以学生为中心，充分调动学生学习思政课的主动性、积极性。

思政课多元多样的实践教学改革，激活了原本枯燥的课堂。一时间，医学生参与思政课的热情高涨，校园内原有的演讲协会、辩论小组纷纷转型，聚焦理论学习、政策把握、活化吸收、阐释传播。

"没想到概论课这么有趣有料，把上医精神融入课堂中，无形中增强了'大爱'精神，提升了对"中国担当"的自豪感。"2018级康复治疗学专业学生李响说。

2.发掘"第一课堂"，让课程思政"动起来"

为深入贯彻全国和全省教育大会、高校思想政治工作会议精神，根据《关于加强和改进新形势下高校思想政治工作的意见》（中发〔2016〕31号）、《高校思想政治工作质量提升工程实施纲要》（教党〔2017〕62号）、《教育部关于加快建设高水平本科教育全面提高人才培养能力的意见》（教高〔2018〕2号）等文件要求，滨州医学院落实立德树人根本任务，发挥课堂教学主渠道在高校思想政治工作和人才培养中的作用，推进课程思政教育改革，提升课程思政育人实效，充分挖掘"第一课堂"育人潜力，探索了医学院校激活课程思政的"滨医"路径。

（1）深化教学改革，提升课程思政育人实效

一是政治认同与理想信念教育。学校把马克思主义基本原理和习近平新时代中国特色社会主义思想融入各类课程教学，提高学生运用辩证唯物主义、历史唯物主义的观点和方法分析问题、解决问题的能力，引导学生

掌握科学的世界观、方法论和科学思维方式。学校注重讲好中国故事，从学科发展史挖掘正能量，通过重要人物、重要事件和重要现象的根本立场、根本观点和根本看法，培养学生坚定共产主义理想和中国特色社会主义信念、增强"四个意识"、坚定"四个自信"、做到"两个维护"，增强使命担当，矢志不渝听党话跟党走，立志肩负起民族复兴的时代重任。

二是家国情怀与社会主义核心价值观教育。学校把培育和践行社会主义核心价值观融入课程教学全过程，从国家意识、法治意识、社会责任意识和个人诚信意识等多个层面，加强社会公德、职业道德、家庭美德、个人品德教育，在潜移默化中引导学生树立正确的世界观、人生观、价值观。讲好中国科学家的爱国故事，引导学生爱党、爱国、爱民，时刻把个人命运同国家、民族的命运紧紧联系和融合在一起，厚植家国情怀。

三是道德修养与中华优秀传统文化教育。学校把红色文化、中华优秀传统文化全方位融入课程教学中。讲好中华民族优秀传统文化和传统美德故事，引导学生厚植爱国主义情怀，传承中国优秀传统文化，弘扬以爱国主义为核心的民族精神和以改革创新为核心的时代精神，培育高尚的文化素养、健康的审美情趣、乐观的生活态度，增强学生的民族自信、文化自信和文化自觉。

四是职业素养与法治意识教育。学校把职业道德、职业伦理、法律知识教育融为一体，加强科学精神、创新精神、奋斗精神教育。讲好职业底线的故事，引导学生牢固树立尊崇法律的意识，严格遵守法律法规，坚守职业底线，培养学生求真务实、踏实严谨、吃苦耐劳、追求卓越的优秀品质。

五是医者仁心与"滨医精神"教育。滨州医学院结合学校办学历史、发展历程、学科专业特色等，挖掘"滨医精神"的时代内涵与价值，秉承"仁心 妙术"校训，讲好"滨医故事"，就地取材，春风化雨、润物无声地引导学生树立勇于担当、甘于奉献、崇尚科学、尊重生命的职业精神，增强学生积极投身国家建设与发展的责任感、使命感。

七是转变教学理念，实现以传授知识为主向培养学生人格、知识、能力、素质"四位一体"转变，关注学生的学习过程、学习效果和综合发展。

优化教学方式，实现从课堂灌输式教学向小组讨论式、线上线下混合式、PBL 等以培养学生自主学习能力和综合素养的教学模式转变。注重构建良好的师生关系，课堂内外，线上、线下增加师生互动交流，在互动交流中言传身教，用教师的高尚师德和精湛学术感召影响学生。

八是提高教学技能，加强现代教育技术在课程教学过程及教学资源建设中的应用，促进信息技术与课程教学的深度融合，努力实现思政元素生动活泼、多元呈现，提高学生思想政治教育的情感体验与共鸣，实现价值认同与引领。

九是强化课程思政实践育人。滨州医学院结合课程特点，系统设计专业实践与思政实践相融合的实践育人体系，深入挖掘课程思政实践元素，拓展课程思政实践育人渠道，推动课程思政教学与实验、见习、实习、创新创业、第二课堂等实践活动有机结合与融合，不断加强医教协同、科教融合、校企联合等协同育人模式，促进课程思政教学全程贯通。

（2）加强队伍建设，提高教师育德能力

课程思政建设的关键在教师，教师的育德意识和育德能力直接关系课程思政的质量和效果。

一是强化师德师风建设。滨州医学院始终重视加强教师的思想政治教育，让教师充分认识价值引领是所有课程的灵魂、做好课程思政是高校实现立德树人根本任务的必要途径，牢固确立每门课程都具有育人功能和每位教师都肩负育人使命的责任担当意识。引导广大教师以德立身、以德立学、以德施教，切实做到"爱学生、有学问、会传授、做榜样"，争做有理想信念、有道德情操、有扎实学识、有仁爱之心的好老师。建立健全教师培养机制，充分运用入职培训、专题培训、专业研讨、集体备课、经验交流、观摩教学等手段和方式，加强教师课程思政教学技能培训，切实提高教师的育德能力，主动践行课程思政新理念与新要求。专业课教师要深入挖掘本学科的文化、思维方法和价值理念等，切实做好价值塑造、知识传授和能力培养的有机融合，做好学生的引路人。

二是加强思政教师和专业教师的协同建设，建立培训交流、备课互动等促进机制，相互提供理论支撑和案例分享。逐步探索整合思政教师、专业课教师和学生辅导员等，组建多学科背景互相支撑、良性互动的课程教学团队，通过教师之间的"同向同行、协同育人"来保障课程之间的"同向同行、协同效应"。加强与其他高校之间的合作，为课程思政建设与质量提升提供优质资源。选树一批将思想政治教育融入专业课程教学的骨干教师、优秀教师、教学名师，充分发挥他们的引领示范作用，打造一批潜心教学、研究教学、奉献教学的课程思政教学团队。

（3）突出价值引领，完善课程思政评价体系

学校层面、学院层面注重做好课程思政的顶层设计，将课程思政元素纳入课程教学评价体系。在课程评价标准的制定中应设置"价值引领"或"育德效果"观测点，将课程思政融入评学、评教、评管各环节；在人才培养方案、课程教学大纲等重要教学文件的审定中考量"知识传授、能力培养和价值引领"三维目标的协同性，考察课程体系与教学过程对价值引领目标的支撑度和实现度；在精品课程、示范课程的遴选立项、评比和验收中应设置"价值引领"或"德育功能"指标；在授课教师层面，要将课程思政落实到教学设计、教学过程组织及课程教学结果评价中，要对教案撰写、课件制作、备课与授课等环节课程思政的实施效果进行自我评价。

（4）创新思路举措，推进课程思政示范引领

以实施课程思政"五个一"建设工程为抓手，深入推进课程思政建设工作，推广经验，树立典型，有效发挥示范引领作用。以点带面，三年之内实现所有通识与专业课思政教学的规范化建设，整体提升育人效果。

一是建设一批课程思政精品课程。每年度校级立项建设10~15门课程思政精品课程。通过对课程教学大纲三维目标与要求、思政教学内容与方法系统设计、教学团队育德意识与能力、教育教学改革亮点与特色、课程教学效果评价、学生三维学习目标达成度、课程影响力等方面进行评选。

二是选树一批课程思政优秀教师。每年度校级评选15~20个课程思政优秀教师。通过对课程思政教学目标、教学设计、教案与讲稿、课件与视频、授课与辅导、教学评价与学生评议等方面进行评选。

三是创设一批课程思政教学特色活动。每年度校级评选10个课程思政教学特色活动。通过对学院开展的课程思政培训交流、示范课堂、教学竞赛、学生竞赛、实践教育等教育教学活动方案和活动实施效果等进行评选。

四是提炼—系列可推广的课程思政教学典型经验和做法。学校和学院针对课程思政实施情况和系列活动，要及时总结推广经验，树立典型，培育立德树人品牌，加强宣传报道，可以择优编印《滨州医学院课程思政优秀案例选编》等形式固化成果和推广经验。

五是形成一套科学有效的课程思政教学质量考核评价标准。在教学建设、教学运行、教学管理、教学竞赛、教学改革与研究、教师评优等的评价（评审）标准中设置"价值引领"或"育德效果"评价指标。

（二）激活学生载体，擦亮"德医双馨"青春底色

1. 推进仁德教育，奠基仁医风采

（1）打造德育工程，塑造向上向善好青年

滨州医学院坚持育人为本，德育为先。始终把坚定理想信念放在首位，始终坚持用中国特色社会主义理论体系武装师生头脑，确保社会主义办学方向。以立德树人为根本任务，紧紧围绕人才培养这一中心，以大学生全面发展为目标，突出理想信念引领和价值观塑造，培育和践行社会主义核心价值观，并通过德育工作会议从坚持唱响时代主旋律，认真培育和践行社会主义核心价值观；大力弘扬优良传统，形成鲜明的德育特色；着力突出残疾人高等医学教育特色，提升以人为本的办学理念；积极拓宽德育渠道，创新网络思想政治教育方式；全面加强教职工思想政治工作，营造良好的育人氛围；全力强化教育引导，提高学生的思想政治素质等六个方面对学校德育工作进行加强。

滨州医学院还扎实推进"青年大学习"行动，"青年大学习"第六季整体排名位居全省高校第一名，构建"导学、讲学、研学、比学、践学、督学"六位一体的学习体系，推动学习宣传贯彻习近平新时代中国特色社会主义思想往深里走、往实里走、往心里走。广泛开展《习近平的七年知青岁月》读书分享会、"奋斗的青春最美丽"主题报告会、"我与团旗团徽

共合影"创意摄影大赛、"重温入团誓词"纪念活动等一系列主题鲜明、形式多样的主题团日活动，青年学子积极响应、踊跃参与。"五四"期间，发布"传递五四火炬，做新时代滨医青年"线上接力活动，号召青年大学生为"青春不息、奋斗不止"的"五四精神"点赞喝彩。依托理论社团举办学"习"报告会、编写读书期刊，以多种方式构建理论学习前沿阵地，不断深化大学生对以习近平同志为核心的党中央的政治认同、思想认同、情感认同。开展"喜迎十九大·我的中国梦"微电影创作大赛，鼓励青年学生以微视频为载体聚焦责任使命、聚焦社会热点、聚焦大学生活、聚焦成长成才，4560名团员青年透过镜头演绎青春色彩、描绘芳华时代、彰显家国情怀。举办"不忘初心，牢记使命"系列活动，涵盖合唱比赛、演讲比赛、朗诵比赛、知识竞赛、辩论赛等，弘扬主旋律、传播正能量，充分展示出滨医学子紧跟时代砥砺前行、担当重任奋发有为的精神面貌。

（2）实施理想信念工程，激发青年爱国热情

"传青春火炬，立青年信仰"。滨州医学院积极实施理想信念工程，通过主题教育活动激发大学生对祖国的忠诚和热爱，树立大学生崇高的理想和信念、提高整体素质的基础性工程，是德育实践的核心内容。结合党课、团课及理论课教育，在学生中开展回顾历史、参观革命圣地、征文和演讲比赛、专题论坛等活动，让大学生接受直观具体、有针对性、有吸引力和有感染力的爱国主义教育和理想信念教育。学校承办共青团中央"我和我的祖国"百姓宣讲活动全国宣讲会烟台站，充分宣传展示中华人民共和国成立70年来特别是党的十八大以来发生的巨大变化、取得的伟大成就，激发了我校师生的爱国之情、爱国之志，激励和动员全校上下要不忘初心、牢记使命、永远奋斗，把爱国奋斗精神转化为实际行动，为决胜全面建成小康社会、夺取新时代中国特色社会主义伟大胜利、实现中华民族伟大复兴的中国梦而不懈奋斗。学校组织开展开学快闪《我和我的祖国》、"集中观看70周年国庆盛典"、"我和我的祖国歌咏比赛"、"我和国旗合个影"等活动献礼中华人民共和国70华诞，学生原创视频《厉害了，我身边的自强之星》在团中央"厉害了，我的国"大学生原创视频征集展映活动

中荣获全国一等奖，充分展示了滨医师生斗志昂扬、奋发有为、蓬勃向上的新时代精神风貌，进一步激发了全校师生的爱国热情，增强了民族自信心和自豪感。

（3）积极创建志愿服务品牌，凝聚青年活动力量。

滨州医学院立足第二课堂，凝聚青年力量。出台《关于印发〈滨州医学院关于实施共青团"第二课堂成绩单"制度的工作方案〉的通知》（滨医行发〔2018〕83号），自2018级新生开始全面实施"第二课堂成绩单"制度。构建以"第二课堂成绩单"为载体的自我评价、过程评价、量化评价相融合的大学生综合能力评价机制，实现"第二课堂"培养体系的科学化、规范化、特色化与个性化。在思想成长、社会实践、创新创业、志愿公益、文艺体育、社会工作、技能特长等方面引领青年成长，凝聚青年力量。

同时，滨州医学院积极创建具有滨医特色的志愿服务活动品牌，组织开展社区义诊、导医宣教、帮困助残、疾病防控、无偿献血、交通协管、应急救援、关爱空巢老人、关爱农民工子女、新媒体接力、大型赛事服务、文明和谐校园共建、勤俭节约计划养成等多项志愿服务活动。发起"爱在烟台·救在身边"志愿服务项目，荣获第一届山东省青年志愿服务公益创业赛银奖，学校被中国器官移植发展基金会评为"2019年度突出贡献单位"。4个项目荣获山东省青年志愿服务项目大赛银奖，5个项目获铜奖，7个志愿服务集体，135名青年志愿者获省级表彰。响应国家号召，大力推进"志愿服务西部计划"，努力做到"生活上关心、工作上帮助、成长上指导、就业上帮扶"，选拔、招募79名同学顺利签约服务西部，荣获"全国大学生志愿服务西部计划优秀项目办"荣誉称号。

（4）搭建优秀榜样交流平台，助力青年实现梦想

搭建"滨医大讲堂""青年博士讲坛"等平台，邀请全国人大代表刘凤教授、"全国向上向善好青年"田梗教授、马克思主义学院张桂芝教授等专家学者和先进人物讲授团课，讲领导人的治国方略，讲青年人的拼搏奋斗，既有理论高度，又有思想深度，更有情感温度，使青年切身感触到新时代之新、新思想之新。扎实推进"青马工程"，引导"小青马"真学、

真懂、真信马克思主义，提升学生骨干的思想素质和业务能力，着力培养具有理论和实践自觉的青年领军人才。带领学生赴胶东党性教育基地、临沂红色教育基地等地接受革命传统教育，开展医疗帮扶、特殊关爱、疾病防控等志愿服务活动，6000余名大学生亲身参与，躬耕实践，在服务基层、服务社会的历练中受教育、长才干、做贡献。

2. 拓展育人平台，纷呈实践华彩

（1）社会实践

滨州医学院积极响应团中央"三下乡"号召，坚持"受教育、长才干、做贡献"的宗旨，按照"按需设项、据项组团、双向受益"的原则，组织学生紧紧围绕基层经济社会发展和干部群众生产生活中的实际需求开展实践服务活动，努力扩大活动的覆盖面、提升活动实效性，力争取得良好的育人成效和社会效益。

暑期社会实践活动由校团委组织实施，各院（系）团总支（团委）和学生会具体开展，针对"上级重大决策、政府着力推进、群众普遍关心"的重点难点问题，坚持社会实践与专业学习相结合、与素质拓展相结合、与就业创业相结合，开展政策宣讲、教育关爱、医疗服务、校友寻访、红色经典学习、科技兴农帮扶、文化艺术展演、就业创业发展、美丽中国调研等多项活动，不断加强大学生社会实践的主题引导、过程指导。

近年来，滨州医学院组建国家级、省级重点团队百余支，立足省内面向全国，在推动学校发展、促进社会和谐的实践中取得了突出成绩，形成了滨医特色，产生了良好的社会影响，学校荣获全国"三下乡"社会实践活动"优秀组织单位"，人民网、光明网、《中国教育报》、中国青年网等20余家媒体给予广泛报道。最为重要的是，参加的同学们在实践活动中学到了教室内、书本上学不到的东西，经历了人生中印象深刻的场景和画面，这些都会成为同学们一生的财富。

（2）志愿服务

滨州医学院青年志愿服务工作以"奉献、友爱、互助、进步"的志愿服务精神为统领，倡导学子利用专业特长、整合社会资源、拓宽服务渠道,推动志愿服务向专业化、阵地化、社会化方向发展。

建立健全大学生志愿服务制度,将志愿服务纳入大学生综合素质评价指标体系。多年来,组织开展了社区义诊、导医宣教、帮困助残、疾病防控、无偿献血、交通协管、应急救援、关爱空巢老人、关爱农民工子女、新媒体接力、大型赛事服务、文明和谐校园共建、勤俭节约计划养成等多项志愿服务活动,打造出全国首支高校器官捐献志愿服务队"承光心汇服务队"、Tim之家、植根于学校30余年特殊教育背景应运而生的"蓝丝带特殊儿童志愿服务队"、多次荣获"山东省南丁格尔志愿服务工作先进集体""山东省应急救护与健康知识培训工作先进集体"荣誉称号的"南丁格尔优秀公益项目"等具有滨医特色的志愿服务活动品牌,成功构建由低年级到高年级分层次"志愿服务型——专业体验型——专业服务型——就业职业型"志愿服务工作体系,实现了志愿服务工作"规范化运行、项目化运作、品牌化提升、专业化发展"的最初构想。

滨州医学院作为烟台市唯一一所本科医学院校,多年来在服务地方工作中,充分发挥自身的医疗资源优势,常年开展义诊普查、健康知识宣讲、急救救援保障等医疗志愿服务项目,取得了良好的社会效应。2019年4月,滨州医学院团委、烟台团市委联合烟台市公交集团联合发布"爱在烟台·救在身边"志愿服务项目,为港城公交配备微型"急救室"。"爱在烟台·救在身边"志愿服务项目紧紧围绕"抢救最佳时间——黄金四分钟"这一理念开展应急救援,在公交车上安装爱心急救箱,轮训公交车司机,普及自救互救、应急避险等知识技能,打造移动生命线,构建移动自救体系,为生命自救争分夺秒。公交车急救箱内配备速效救心丸、医用绷带、一次性医用手套、一次性口罩、葡萄糖液、医用酒精、医用酒精消毒片、一次性医用棉签、防水创可贴、藿香正气口服液、风油精等药品以及强光手电筒、雨衣、安全警示反光背带等工具。一旦出现紧急情况,司机或乘客可随时利用急救箱中的材料进行救护。

自项目开展以来,400个爱心急救箱已经列装烟台市区1路、17路、567路公交车和龙口市在线运营全部公交车,覆盖180余公里的公交路线,

200余名公交司机接受"心脏复苏"急救培训。学校联合烟台附属医院拍摄录制了急救自救公益宣传片，在公交车上循环播放。

2019年6月30日上午，龙口公交车上一名乘客突然晕倒，昏迷不醒。接受过基本医疗知识培训的公交车司机杨德欣第一时间为晕倒的乘客喂服葡萄糖口服液，帮助乘客慢慢恢复知觉，后迅速送至医院做进一步医疗处理。得知乘客因送医及时无生命危险时，杨德欣司机连连感叹，微型"急救室"发挥了大作用。

随着项目的推进和开展，学校将继续列装烟台市内更多公交车辆，进一步丰富对公交司乘人员应急救援、自救互救、应急避险等知识技能的培训工作，让公交车变为百姓身边流动的"急救车"，为烟台市民应急救援保驾护航。"爱在烟台·救在身边"志愿服务队荣获第一届山东省青年志愿服务公益创业赛银奖和项目支持资金3万元，新华网、今日头条、大众日报等媒体对我校的经验做法予以专题报道。

滨州医学院"爱在烟台·救在身边"志愿服务项目对提升市民应对突发事件和意外伤害事故的应急救援和自救互救能力有着强大的助推力，让更广大人民群众的获得感、幸福感、安全感更加充实、更有保障。项目的成功经验在滨州市复制推广，爱心急救箱已列装滨州市3路公交车，并将继续覆盖无棣县公交路线。

（3）困难帮扶

滨州医学院高度重视建立健全青年学生帮扶服务体系，针对经济困难、学习困难、心理困难、社会交往困难、上进心不足等学生群体，开展有针对性的帮扶活动。设立烟台市首个大学生重特大疾病爱心救助基金，累计发放救助款32.5万元，帮扶患病学生9名。对接烟台市潍坊商会，发放助学金29.8万元，资助困难大学生149名。关注新生群体，编印《青春导航》系列手册，帮助学生在刚入校阶段做好学习规划、熟悉校园生活。

近年来，滨州医学院全面贯彻落实中央和省学生资助工作相关文件精神，以"不让一个学生因家庭经济困难而失学"为总体目标，以"实现家庭经济困难学生资助全覆盖"为总体要求，紧紧围绕立德树人根本任务，不断创新资助育人途径和方式，构建全方位、全过程、全参与的资助育人工作体系，努力推进依法资助、精准资助和温情资助，学生资助工作取得显著成效。以制度建设为保障，促进资助工作规范运行；以精准资助为核心，推动资助政策落实到位；以标准建设为抓手，提升资助管理工作质量；以发展性资助为方向，推进资助育人取得显著成效。

尤其是在新冠疫情期间，滨州医学院确保防疫资助精准续航到位。在学校第一期防疫期间资助资金发放到位后，在一定程度上为家庭经济困难学生的学习生活提供了有效支持。通过调研第一期学习流量补贴使用情况，以解决家庭经济困难学生存在的实际困难为出发点，近期，学校启动了第二期防疫期间学生资助工作，为家庭经济困难学生学习生活持续助力。通过持续续航，二次发放学习流量补贴、精准识别，将补助资金用在刀刃上进行学生资助工作。为帮助疫情期间家庭发生重大变故学生或因疫情导致家庭经济更加困难的学生渡过难关，各学院辅导员在做好防疫期间"日汇报、零汇报"的同时，精准摸排防疫期间学生经济困难情况，精心为他们的学习生活排忧解难。学生资助管理中心上报学生的家庭经济困难程度、已获资助等信息进行数据比对，制定了详细的发放方案，根据困难程度、家庭是否发生重大变故等因素，确定发放标准，确保做到在应助尽助的同时，避免重复资助。第二期共有18名家庭经济困难学生获得1000~3000元不等的临时困难补助。其中有一名学生在疫情期间因低烧住院，原因不明，花费较高，辅导员及时将学生信息上报后，学校立即启动防疫专项资助，将3000元资助金划入学生卡中。

（4）创新创业

在创新创业方面，滨州医学院贯彻落实国家"双创"要求，坚持以项目为抓手、以竞赛为引领、以普及为目标，在推进"第一课堂"和"第二课堂"互通互融中切实加强大学生创新创业能力培养。

滨州医学院高度重视大学生创新创业技能的培养，邀请科研专家、创业达人作客学校"创新创业大课堂"，举办双创论坛、励志沙龙、创客训练营等，有效激发学生创新创业热情。同时，积极探索学生参与科技创新创业活动的奖励激励机制、立项管理机制、成果转化机制，不断完善大学生科技创新工作体系。与芝罘区政府、康佳创投签署三方战略合作协议，建立我校首个校外"大学生创新创业基地"，力促校地、校企合作深度融合，互惠互赢共同发展。滨州医学院还组织开展校级"挑战杯""创青春""科技创新大赛"等创新创业校级比赛，并选拔推荐选手参加省级以上赛事，近年来获省级特等奖1项，二等奖4项，三等奖20项。学校被确立为全国大学生KAB创业教育基地，10名团干部获批创业教育讲师资格。

3.开展国防教育，增强爱国热情。

（1）认真开展军事理论课，切实增强学生的国防意识和参军热情。根据教育部、中央军委国防动员部关于印发《普通高等学校军事课教学大纲》的通知，滨州医学院每年对教学大纲进行详细解读，努力做到授课内容要详略得当，重点突出，防止教学内容偏离大纲；教学设计始终坚持树立国防意识突出教学内容的政治性，始终贴合军事形势变化突出教学内容的前沿性，使军事理论课的教学内容更具时代特色，以激发学生学习兴趣，让军事理论课始终充满生机活力。通过广泛查阅资料，精心设计教学方法，弥补老师授课经验不足的现象。

滨州医学院高度重视授课平台建设，不断提升教师授课水平；引进校外军事专家、网上慕课相结合等形式，努力提升课堂效果；服从教学安排，认真履行职责，以高度的责任心完成课堂教学，反哺日常管理。邀请部队专家进校做国防教育专题报告，激发了学生爱国热情，迸发了学生爱国情怀，深化了国防观念、国家安全意识，组织纪律观念得到了进一步增强。

教师在教学工作过程中以习近平新时代中国特色社会主义思想为指导，注重将毛泽东军事思想和习近平强军思想融入军事理论教学过程，帮助学生树立爱国情怀，切实增强学生的国防意识和参军热情；保持谦虚好学的态度，关注时事政策和焦点新闻等，以政策宣讲培育师生的军事情怀和健康生活的情趣。立足于军事理论课教学，培养教师授课技能，开阔自身职业方向，为职业发展明确方向，聚焦研究方向。

（2）做好征兵工作，为部队输送优质兵源。滨州医学院在总结以往工作经验的基础上积极谋划，周密部署，采取多种渠道积极宣传征兵政策，确保每一个在校学生知晓国家征兵政策。

一是广泛开展征兵工作宣传动员。利用我校网站、微信平台对征兵政策内容进行多期推送，在全校范围内，通过悬挂征兵工作标语条幅、张贴征兵政策宣传单、印发征兵政策明白纸、发放征兵政策三折页等手段及时对征兵政策进行宣传。

二是积极联系当地武装部来校宣讲。两次邀请武装部负责征兵的工作人员来我校，利用学生上下课，午餐等人流集中的时候，对广大学生进行现场动员，并对大学生参军优待等政策进行详细解读；7月份，再次邀请武装部工作人员面向各学院辅导员举行征兵政策宣讲会，会上征兵办工作人员为大家详细解读了参军服兵役的法定义务、参军对个人成长的历练及参军可享受的国家优抚政策等内容，参会人员对征兵工作的意义和流程有了更直观的认识，对大学生入伍政策有了更深入的了解。

三是认真做好报名应征和初检初审工作。对有应征入伍意向的同学，深入征求学生家长意见，严格审查学生个人材料，积极跟进相关工作。配合莱山区武装部工作人员对报名人员逐个逐项地进行初审，对身高、年龄、体重、视积极力等进行询问和目测，及时做好预征兵解释工作；组织学生参加体检及整理政审材料，积极协调生源地派出所乡镇政府等部门，把好学生政审关，确保政审材料及时上报区武装部不出任何差错。

（3）军训工作扎实有效，不断增强青年学生国防意识和爱国主义精神。学生军训是培养社会主义事业建设者和接班人的战略工程，是提高国防教育质量和培养高素质后备兵员、实现立德树人根本任务和强军目标根本要求的重要途径。要切实抬升站位，从为国家培养合格接班人和实现中国梦强军梦的战略高度，从传承红色基因、强化忧患意识、筑牢精神长城的政治高度，充分认清抓好新时代学生军训工作的重要意义，切实把这项工作抓紧抓好、抓出成效。

对于军训，滨州医学院严格要求，要不畏艰辛，锻炼体魄，弘扬艰苦奋斗的优良作风。要牢记习近平总书记的殷切嘱托，忠于祖国，忠于人民，不辱时代使命，向有灵魂、有本事、有血性、有品德的新时代革命军人看齐，弘扬我军"信念过硬、政治过硬、责任过硬、能力过硬、作风过硬"的优良传统和"艰苦奋斗、甘于奉献，求真务实、开拓创新"的滨医精神，以饱满的热情和高昂的斗志投入此次军训当中。要严明纪律，服从指挥，牢固树立令行禁止的纪律意识。同学们要认真学习人民军队钢铁般的纪律和"执行命令是军人天职"的优良作风，培养严格的组织纪律观念，养成良好的生活习惯，用艰苦的劳动和辛勤的汗水换取军训的丰硕成果，为今后的刻苦学习和健康有序的生活打下坚实的基础；全体参训教官和教师要以身作则，严格要求，确保军训达到良好的教育效果。要周密组织，科学施训，强化安全第一的责任意识。军训团要精心设计军训计划，科学施训；学校有关部门要做好组织协调、服务管理和后勤保障工作，尽心尽力，尽职尽责；新生辅导员、教官以及所有其他部门、学院的老师们要绷紧安全这根弦，全力做好保障和服务工作。

滨州医学院连续多年开展学生军训工作，把军训工作作为加强大学生思想政治教育，提高学生国防军事意识，培养造就高素质后备兵员的重要措施。严格按照上级部门的要求，认真组织实施军事训练，充分发挥军事理论教学的特殊育人功能和军事技能训练的综合素质提升功能，取得了很好的成效。每年下发《学生军训工作实施方案》，对组织领导、军训建制、军训内容、工作分工和纪律要求进一步明确。军训前召开"新生军训动员大会"，军训结束时开展"学生军训总结表彰大会"，进一步提高认识、端正态度、表彰先进，确保军训工作取得实效。

（4）以爱为名，以身护旗，认真对待每一次升旗任务

滨州医学院国旗护卫队成立于2009年9月，以护卫国旗为使命，以弘扬爱国精神为己任，坚持践行社会主义核心价值观，坚持以纪律严明、作风端正、身心健康、吃苦耐劳的为标准，秉承团结的气氛、向上的思想、过硬的本领、严谨的作风，展现大学生团结进取、积极向上的精神风貌。国旗是一个国家的象征，也是一个民族的骄傲，国旗带给人们的不仅是荣耀，更多的是爱国的情结。护我国旗，壮我国威，是国旗护卫队队员的神圣职责。

国旗护卫队由学校经过层层选拔、严格训练的在校大学生组成，是一支精明强干、积极进取、团结向上、有着优良作风、严明的纪律、较强的集体凝聚力与荣誉感、归属感的队伍。自成立至今，滨州医学院国旗护卫队已培养出十 届近千名素质过硬的护旗手。历届国护队员遵循"政治合格，军事过硬，作风优良，纪律严明，保障有力"的总要求，恪守"责任、荣誉、忠诚"的队训，做到"严格要求，严格管理，严格训练"，认真对待每一次升旗任务。

滨州医学院国旗护卫队设队长一名，政委一名，副队长三名。下设机构为办公文秘部、监督考勤部、文艺宣传部和后勤装备部。分管信息整理、会议记录；训练考勤、队员行为规范监督；后勤物品管理；宣传等工作。国旗护卫队主要负责校内日常的升降国旗任务、承担学校重大典礼、仪仗活动的升旗任务和学校派遣的其他校外外事活动及队内建设发展类重大活动。

近年来，滨州医学院国旗护卫队圆满完成"五四"爱国教育升旗仪式、"十一"国庆升旗仪式、开学升旗仪式、"一二·九运动"升旗仪式、军训动员大会升旗仪式、军训分列式升旗仪式、青马升旗、运动会开幕式升旗等50余次重大升旗任务；并依照《国旗法》的规定，执行2000余次日常升旗任务；在校运会开幕式组成护旗方阵、在清明节及烈士纪念日列队至烈士陵园进行扫墓活动。

国旗护卫队不同于其他学生组织，高强度的训练是对每位队员最大的考验。进入国护，就意味着要在别人休息放松的时间，踏着晨露、迎着月光，面对凛冽的寒风、面对如火的骄阳进行严格训练，这不仅仅是对身体素质的考验，更是对意志品质的考验。每一次任务的背后，承载的是国护队员的汗水和坚持。他们不是军人，却有着军人般的意志和毅力；他们不是战士，却有着战士般的情怀和决心。在国旗升起的地方，都能看到他们昂扬飒爽的英姿。

（三）筑牢职工载体，塑造"四德"兼备师者型范

在社会主义精神文明建设过程中，滨州医学院重视和加强社会公德、职业道德、家庭美德、个人品德培育，是新时代实施"四个全面"战略布

局的根本要求,也是当前道德建设领域面临的种种挑战"倒逼"出来的重大课题。坚定人们的道德信仰,提高道德素质,提升道德境界,必须切实有效地加强以"四德"培育为着力点的社会主义思想道德建设。

1. 加强社会公德。多年来,滨州医学院始终坚持强化教职医护员工社会公德意识,营造风清气正的良好社会风尚。通过推动学雷锋志愿服务常态化,鼓励广大教职医护员工服务社会,到基层、到社区、进家庭,贡献才智,发挥个体力量。一次次乡村义诊、一件件火车上救人的好事经常闪耀滨医人的名字,有效激发了滨医人向善向上的美好热情。另外,滨州医学院通过社会公德项目的建设熏染医护员工热衷公德的巨大热情。比如,"爱在烟台·救在身边"志愿服务项目,在公交车上安装爱心急救箱,覆盖180余公里公交路线,该项目荣获第一届山东省青年志愿服务公益创业赛银奖;结合医学专业特点,开展器官捐献知识宣传普及工作,学校被中国器官移植发展基金会评为"2019年度突出贡献单位";大力培育和践行社会主义核心价值观,传承中华民族优秀传统文化,引导广大教职医护员工缅怀先烈先贤,弘扬以爱国主义为核心的民族精神,树立文明、低碳、绿色、环保的社会风尚,引导广大教职医护员工在慎终追远、缅怀先辈的情怀中认知传统、尊重传统、继承传统、弘扬传统,增进爱党、爱国、爱社会主义情感。

2. 加强职业道德,彰显医者仁心。学校重视对师德师风建设工作的领导和顶层设计,制定出台《滨州医学院关于建立健全师德建设长效机制的实施意见》《滨州医学院教师职业道德考核暂行办法》《滨州医学院关于进一步加强和改进青年教师思想政治工作的实施意见》《关于加强和改进新形势下宣传思想工作的实施意见》《关于加强和改进新形势下思想政治工作的意见》等,建立并完善了师党委统一领导、党政齐抓共管、院系具体落实、教师自我约束的师德师风建设领导体制和工作机制,并设立教师工作部,作为学校党委重要职能部门,专门负责师德师风建设;把师德师风建设纳入基层党建考核,为锻造"坚持四个统一"四有好老师提供了机制和制度保障。

滨州医学院坚持教育引导、制度规范、监督约束、查处警示,着力构建师德师风建设的长效机制。在教育引导上，通过开展师德建设教育月活动、"弘扬雷锋精神 彰显志愿风采 创建和谐校园"主题教育实践活动、争做新时代"四有好老师"师德演讲比赛、新进教职工入职培训、开展新教师入职宣誓，中青年教师暑期培训等强化教育引领、典型带动；制度规范上，制定关于师德建设长效机制的实施意见、教师职业道德考核评价暂行办法、研究生导师遴选及管理办法、育人细则，辅导员量化考核办法、班主任工作条例一系列管理办法，强化制度保障；监督约束上，以教职工年度考核、辅导员工作量化考核、班主任工作考核等为抓手，强化监督落实；查处警示上，注重调查研究，以问题为导向，开展师德师风、思想政治工作和意识形态阵地管理调研，紧扣症结、制定对策，准确预警，确保不留大隐患、不出问题。

滨州医学院坚持将社会主义核心价值观教育融入师德师风建设中。把社会主义核心价值观纳入教师教育课程体系，融入教师职前培养准入、职后培训管理全过程。全面落实《关于建立健全高校师德建设长效机制的意见》，创新师德教育，加强师德宣传、健全师德考核、强化师德监督、注重师德激励、严格师德惩处，推动广大教师坚定理想信念、遵守职业道德、承担育人职责、永怀仁爱之心。充分激发教师加强师德建设的自觉性，鼓励教师弘扬重内省、重慎独的优良传统，在细微处见师德，在日常生活中守师德，养成师德自律习惯，将师德规范积极主动融入教育教学、科学研究和服务社会的实践中，提高师德践行能力。

滨州医学院严格教师资格和准入制度，制定出台《滨州医学院新入职教师上岗管理办法》（滨医行发〔2018〕124号），规定新入职教师第一年不准上课，以听课代替授课，经过系统的师德师风培训和教学能力培训并通过上岗资质考核后，方可上课学。对新入职教师实行教学"传、帮、带"制度，为新入职教师选派师德导师，确保新入职教师师德师风培训效果。

在新职工招聘过程中，滨州医学院在重视教师业务能力的同时，突出对新入职教师思想政治状况的审核，一方面，在招聘方案中，明确将"具有良好的道德品行"作为招聘人员的基本要求。另一方面，在招聘过程中，加强对拟录用人员的档案审核，深入拟录用人员原工作、学习单位进行政治审查，确保录用人员思想合格，政治过硬。

在优秀教师、骨干教师的培养过程中，一方面，在人员遴选时，明确爱岗敬业，为人师表等师德师风方面的要求，另一方面，在师德师风等培训人员遴选时，优先从学校骨干教师培养项目中选拔，提高培训针对性。

滨州医学院注重结合教学科研、社会服务活动，搭建师德教育平台。依托教师发展中心，定期组织开展午餐会、培训会、工作坊、沙龙等形式，开展师德、师风和职业道德教育。2018年以来，形成了以岗前培训、青年教师导师制、教研室负责人培训等为主的培训平台；以"午餐会""名师大讲堂"、教学技能大赛、"教师在线学习中心"网站学习等为主的活动平台；以"仁妙、创造"学术沙龙、研修工作坊、学术论坛等为主的交流平台；以教育厅资助国内外访学项目为主，学校和院系资助国内外访学项目为辅的支持平台；以建立公平合理的教师评价和激励机制为核心，促进交流与沟通，畅通教师咨询和倾诉渠道为辅的保障平台。教师发展中心被评为全省教师发展示范中心。

此外，滨州医学院发挥医学院校特色，定期组织教师参加义诊、志愿服务、双报到服务等，进一步拓宽师德教育途径、增强教育效果、培育师德品牌。学校注重挖掘和凝练师德师风建设建设特色，坚持立德树人根本任务，以培育和践行社会主义核心价值观为主线，以建设优良校风教风学风为重点，着力打造以"仁爱和善、充满活力、优美雅静"为鲜明特色的文化品牌；举办教师节庆祝大会、师德建设活动月、志愿服务、午餐会、素质提升坊、最美教师育人楷模评选等形式，搭建师德涵育平台；加大师者典范王沪祥、张文博、李乃娥、泰山学者青年专家李德芳等一大批创新范本和师德典型的宣传，树立身边典型，发挥典型示范作用；开展学校新时代本科教育教学大讨论活动，全面梳理和破解主要矛盾和重点问题，及时应对并有效解决师德建设中出现的问题。经过长时间的培育，学校形成了"教书育人、为人师表、严谨治学、敬业奉献"的教风和以"仁心妙术"为内核的师德师风。

在师德监督方面，滨州医学院出台《滨州医学院关于建立健全师德建设长效机制的实施意见》，建立健全师德建设年度评议、师德状况调研、师德重大问题报告和师德舆情快速反应制度。设立教师工作部，专门负责师德师风建设工作；设立校长信箱、师德投诉举报平台，及时发现、处置师德失范行为。各院系、部门也建立相应投诉渠道，问题处理机制，形成上下联动、及时处置的反馈机制。在年度教职工年度考核、职务职称评聘、各种推优推先中，将师德师风作为首要考量指标。

3.加强家庭美德，弘扬"最美家庭"。学习宣传道德模范活动，弘扬真善美，传播正能量，激励人民群众崇德向善、见贤思齐，鼓励全社会积善成德、明德惟馨，培育知荣辱、讲正气、做奉献、促和谐的良好道德风尚。近年来，滨州医学院各分工会在开展"最美家庭"等创建活动中涌现出了一大批"最美家庭"典型。他们在倡导家庭美德、弘扬先进文化、维护社会稳定、构建和谐社会等方面起到了很好的榜样作用。

4.加强个人品德，树立榜样典型。滨州医学院大力宣传先进典型的精神追求和模范行动，创新分享交流形式，讲好奋斗出彩故事，营造崇尚先进、学习先进、争当先进的良好氛围；引领广大教职医护员工积极参与到评典型、树典型、学典型的活动中去，构建多层次、多维度、有温度的青年榜样引领体系，实现微小榜样不断显现、优秀典型不断涌现、激励成效不断展现的良性循环。通过王沪祥、张文博、徐荣祥的师德事迹，并专门为他们建造塑像，以引导广大教职员工注重个人品牌的修炼和培养。同时又涌现出"全国向上向善好青年"田梗教授、第七届全省道德模范称号获得者刘成霞教授、"山东青年五四奖章"获得者张家栋护士长等教师榜样，极大了引领了滨州医学院乐学向善、仁心妙术的优良风气。

五、深植文明沃土　激发育人环境活力

（一）开展教职工争先创优，深入挖掘先进典型

1.评选优秀基层党组织和党员，筑牢先锋堡垒基础。

在中国共产党成立98周年之际，滨州医学院党委对学校121名优秀共

125

产党员、14名优秀党务工作者和24个先进基层党组织进行了表彰。此外，1人荣获山东省高校优秀共产党员，1人荣获山东省高校优秀党务工作者，荣获山东省高校先进基层党组织1个。1人荣获滨州市优秀共产党员，2人荣获滨州市优秀党务工作者，荣获滨州市先进基层党组织1个。

2019年，学校获批全国高校党建工作样板党支部1个，获批山东党建工作标杆院系1个，山东省党建工作样板党支部2个。组织评选"党员好故事、书记好党课、支部好案例"党建案例89项，大大提升的基层党建活力。校党委坚持典型引路，通过培育先进典型，引导广大党员、干部见贤思齐、勇创佳绩。

2. 开展"师德建设月"活动，发挥模范带头作用。

滨州医学院"师德建设月"活动以习近平新时代中国特色社会主义思想为指导，全面学习贯彻党的十九大和十九届二中、三中全会精神，学习贯彻学校第四次党代会和六届三次"双代会"（教代会、学代会）精神，坚持立德树人中心任务，坚持以有理想信念、有道德情操、有扎实知识、有仁爱之心的"四有好老师"标准为目标，坚持以宣传、教育、引导为主要载体和手段，遵循教育规律和教师发展规律，围绕促进教师成长，提高师德水平，全面加强师德教育，为强化教师队伍建设，推动学校全面发展提供有力支撑。

（1）加强师德教育，引导教师树立崇高理想。将师德教育贯穿于师德建设教育月的全过程，分类别、精细化、有针对性地开展各项师德教育活动。重视对骨干教师、学科带头人、学术带头人的教育引导，着力将业务骨干教师培养教育成师德模范标兵。关注青年教师师德教育工作，激发青年教师树立崇高的职业理想，严守教学纪律和学术规范，切实肩负起立德树人、教书育人的光荣职责。

（2）组织学习师德建设方面法律法规和行为规范。认真组织广大教职工学习宣传《教育法》《高等教育法》《教师法》和教育规划纲要等法规文件中有关师德的要求，宣传普及《高校教师职业道德规范》等法律规章的学习。牢固树立法律意识，全面提升依法依规工作的能力和水平。

（3）创新师德宣传，营造尊崇先进良好氛围。充分发挥工会组织宣传引领作用，坚持正确舆论导向，大力宣传教师的地位和作用，牢固树立广大教师特别是青年教师的职业自信心和自豪感。注意发现和培育学校的先进师德典型，以身边典型带动身边教师，以身边事迹影响身边教师，进一步营造崇尚先进、学习先进，争当先进的良好氛围。结合表彰活动，大力宣传师德典型、劳动模范和优秀教师先进事迹，充分发挥先进典型的引领和示范作用，全面展现当代教师的精神风貌。

（4）紧密联系实际，学以致用，着力解决师德建设中存在的突出问题。用社会主义核心价值观、"四有好老师"和教师职业道德规范对照检查日常教育教学行为，教育引导广大教师自觉抵制违背党的路线方针政策的言行，自觉抵制拜金主义、享乐主义、极端个人主义，自觉抵制损害学生和学校合法权益的行为，自觉抵制学术活动和科研工作中弄虚作假、抄袭剽窃的学术不端行为。大力倡导忠诚党的教育事业、爱岗敬业、教书育人、无私奉献、风清气正的师德师风。

（5）组织开展师德建设系列活动

为推动师德建设教育月活动的深入开展，宣传弘扬新时代优秀教师的崇高品德和先进事迹，探讨、交流各地开展师德建设活动的理性思考和实践经验，在全校开展以争做新时代"四有好老师"为主题的教师师德征文、演讲比赛等活动，并通过组织滨州医学院"最美教师"、道德模范、师德标兵等评选活动，选树宣传山东省道德模范、烟台市道德模范、山东省优秀教师等先进典型教育引导广大教师把社会主义核心价值观融入教学科研全过程，用真才实学和人格魅力启发学生、引导学生。

（二）聚焦校园文明建设　深入推进文明单位创建

1. 开展文明单位创建活动

为深入学习贯彻习近平新时代中国特色社会主义思想和党的十九大精神，进一步培育和践行社会主义核心价值观，扎实做好学校精神文明建设工作，提高师生医护员工思想政治素养、道德水平、文明修养，建设富有时代特征、格调高雅、滨医特色的大学文化，提升学校文化软实力，根据

127

省文明办关于开展省级文明单位创建和中央文明办、教育部关于文明校园创建活动的有关要求，滨州医学院自2018年7月份起，全面启动迎接省级文明单位复评和开展省级文明校园创建工作。

一是提高政治站位，高度重视文明创建工作。文明单位和文明校园是学校办学水平和整体形象的一个重要指标。开展文明单位和文明校园创建，既是高校落实立德树人根本任务的内在要求，也是事关学校发展和师生切身利益的战略工程和民生工程。滨州医学院切实提高对开展文明创建工作重要性的认识，把文明创建工作纳入重要日程安排，纳入年度工作任务，纳入学校目标考核，纳入教育督导工作体系，推动文明创建工作落地落实。

二是把握标准要求，提升文明创建工作水平。省级文明单位建设，重点围绕"组织领导、道德建设、业务工作、文体活动、科学管理、环境卫生、创建活动、特色指标"8个测评项目、26条测评内容开展。省级文明校园建设标准执行《全国高校文明校园测评细则》，以立德树人为根本，以学生为中心，加强师德建设，重点围绕领导班子建设、思想道德教育、活动阵地建设、教师队伍建设、校园文化建设、整洁优美环境等方面开展工作。省级文明单位和省级文明校园在建设标准上有很多共同要求，学校把二者结合起来推动。坚持创建工作突出重点，以评促建，坚持价值引领，把培育和践行社会主义核心价值观贯穿于创建活动全过程；坚持贴近师生，使每一名师生医护员工都成为创建活动的实践者和受益者；坚持注重实效，引导创建活动稳步推进、普遍开展，力戒形式主义；坚持广泛参与，把创建活动延伸到各基层党组织、各部门单位、各班级宿舍和每个师生员工，夯实校园文明根基。

三是落实责任分工，构建文明创建长效工作机制。文明创建工作是学校文化建设的一项重要的长期工作。省级文明单位复评和省级文明校园创建，涉及全校工作的方方面面。学校精神文明建设指导委员会全面负责文明创建和文化建设工作。精神文明建设指导委员会办公室负责统筹协调和指导督导。各党总支（党委）、各部门、单位、院（系）根据建设标准和任务分工进行建设。强调要进一步完善学校党政主要领导负责,各党总支(党委)各职能部门单位院(系)各司其职、紧密配合,全校师生医护员工共同参与的文明创建长效工作机制,通过驰而不息的建设,不断提升学校文明程度、师生医护员工文明素养和学校文化软实力,争创全国文明单位和全国文明校园。

2.组织文明单位评选

(1)文明寝室评选

①加强领导,落实责任。以创建活动为契机,切实加强学生宿舍的卫生与安全工作,严格按照创建标准进行建设,避免搞形式,走过场,通过创建活动的开展确保学生宿舍卫生安全状况全面改观。

②认真推进,确保实效。把文明宿舍创建活动与宿舍育人、学生习惯养成教育等工作结合起来,充分利用现有资源和载体,增强针对性和实效性,形成长效机制,营造"比、学、赶、超"氛围,充分调动学生的积极性,积极推进学生宿舍管理工作扎实有效。

③强化宣传,巩固成果。扎实做好"标杆宿舍"创建成果的运用,进一步加强对学生良好生活习惯和安全意识的教育。及时挖掘、树立先进典型,总结好做法、好经验,利用好媒体平台广泛宣传推广,营造舆论氛围,巩固工作效果。

(2)滨州医学院最美家庭评选

滨州医学院按照爱国守法,热心公益;学习进取,爱岗敬业;男女平等,尊老爱幼;移风易俗、优生优育;勤俭持家,保护环境的评选条件,组织开展"最美家庭"评选,推选遵纪守法、自觉践行社会主义道德规范,在家庭文明建设中表现突出、事迹感人、群众认可的最美家庭。推选家庭需集中展示中华民族家庭美德和好家训好家规,大力培树和弘扬夫妻和睦、尊老爱幼、科学教子、勤俭持家、邻里互助的家庭文明新风,以好的家风支撑起好的社会风气做出新贡献。

(3)滨州医学院文明餐厅评选

滨州医学院开展"共建文明餐厅,共享滨医美食"文明餐厅评比活动,学生们深入食堂内部，从员工日常工作状态、服务态度、饭菜质量、餐厅环境等方面进行评比，同时加深对食堂工作的了解，一方面督促膳食服务人员提高业务水平、提升个人素质、展现餐厅风采，发挥优秀典型的示范作用，带动整体服务质量提升；另一方面充分搭建学生与餐厅良性沟通的桥梁，变被动服务为主动沟通服务，提高就餐满意度，体现服务育人功能。

文明餐厅活动贯穿全年度，学生有序参与到日常动员宣传、督促餐厅整改、线上线下投票、各餐厅汇报、实地勘查评分等工作，于每年12月评定文明餐厅和文明窗口。

（三）聚焦基层党组织创建 深入推进"三型"部门建设

1. 强化先进典型示范带动作用。

学校坚持深化师德师风教育，选树宣传山东省道德模范、烟台市道德模范、山东省优秀教师等师生典型12名，教育引导广大教师把社会主义核心价值观融入教学科研全过程，用真才实学和人格魅力启发学生、引导学生。

2. 全力推进基层党组织创建活动。

（1）严格落实相关制度要求。学校为进一步严肃党内政治生活，学校各级党组织严格落实《中共滨州医学院委员会关于建立"主题党日"制度的实施意见》，每月相对固定时间开展组织生活，推动"三会一课"、组织生活会、谈心谈话、民主评议党员等组织生活经常化；严格落实《滨州医学院党员领导干部参加"双重组织生活"制度若干规定》，学校党员领导干部以普通党员身份，参加所在党支部活动，认真过好双重组织生活，增强组织生活的政治性、时代性、原则性、战斗性。通过提升组织力，增强政治功能，织密基层组织之网，使组织体系更加健全、活动更加经常、支部更有活力，真正把每一个基层党组织建设成为教育党员的学校、团结群众的核心、攻坚克难的堡垒。

严格落实党建工作考核办法和党组织书记抓基层党建述职评议制度。完善并严格落实《基层党支部工作考评办法》，按照继承与创新相结合、组织与群众相结合、党内与党外相结合、定性与定量相结合，努力扩大民主、改进方法,全面了解评价党支部发挥作用的情况,努力提高基层党建工作的制度化和科学化水平。

（2）切实加强基层党组织建设。学校为深入开展"不忘初心、牢记使命"主题教育,进一步推进"两学一做"学习教育常态化制度化,牢固树立大抓基层的鲜明导向,推动基层党组织建设全面进步、全面过硬,根据学校实际,创新实施"三大工程"（"主体工程、堡垒工程、先锋工程"）建设,牢固树立大抓基层的鲜明导向,充分发挥党支部战斗堡垒作用和党员先锋模范作用。严格落实《党建工作责任清单》和学校《党总支工作考核办法》《党组织书记抓基层党建述职评议制度》,推动党建责任上肩、工作落地。组织开展党建研究立项课题40项;组织实施党组织书记抓党建突破项目20项;积极参加省委组织部开展的组织工作调研活动,调研报告《高校干部教育培训需求调查分析与对策研究》刊登于《领导科学报》第1812期。获批山东党建工作标杆院系1个,荣获山东省高校先进基层党组织1个、滨州市先进基层党组织1个。

（3）扎实推进过硬党支部建设。学校严格落实《支部工作条例》和学校《基层党支部工作考核办法》《党建工作责任清单》,推动党建责任上肩、工作落地;加强党建经费和场所保障,每个院系按照每年不少于2万元、每名党员不少于100元的标准列支党建经费,按照"10有"标准建立43个党员活动室;为进一步加强学校党建工作,筑牢基层党建基础,提升基层党组织组织力,建立实施"双包双联""双帮双促"工作机制,学校党建"包联帮促"服务矩阵初见成效;开展"三好"党建案例89项;基层党支部创新活动项目72项。获批全国高校党建工作样板党支部1个,山东省党建工作样板党支部2个。

（4）配齐建强党务工作队伍。学校研究制定《组织员队伍建设与管理办法》,为每个院（系）配齐专职组织员,切实加强对基层党组织的监督和指导;认真贯彻落实学校《教师党支部书记"双带头人"培育工程的实施方案》,全校46个教师党支部书记"双带头人"全覆盖层,有效地促进了党建与业务工作的融合;组织选派12名党支部书记参加上级调训;举办基党务工作者培训班，不断提高基层党务工作者的政策水平、理论素质和业务能力。荣获山东省优秀党务工作者1名，滨州市优秀党务工作者2名。

（5）严格党员发展教育管理。学校严格执行上级和学校有关规定做好党员发展工作，坚持把政治标准放在首位，严把党员发展质量关，举办入党积极分子、党员发展对象培训班，全年发展党员573人；严格落实《中国共产党党员教育管理工作条例》学校《2019年党员教育培训规划》，利用"开学第一课"、系列微党课等形式加强党员日常教育，每名党员集中学习时间不少于32学时；严格落实主题党日、"三会一课"、组织生活会、谈心谈话、民主评议党员等制度；出台党员量化积分管理办法，强化党员日常教育管理；扎实做好党员宗教信仰清查工作，将抵御渗透和防范校园传教工作和党员信教问题纳入基层党组织和党员考核；中国共产党成立98周年之际，组织开展了先进典型表彰和"七个一"主题系列活动。荣获山东省高校优秀党员1名，滨州市优秀共产党员1名，山东省优秀党员教育电视片三等奖1部。

（6）积极推进城市基层党建工作。学校认真组织开展"双报到"工作，全校19个党总支、2356名党员全部到18个联系社区报到，组建35支党员志愿服务队，开展了55次志愿服务活动，为社区党员群众办好事、实事51件。

（7）不断推进基层党组织标准化建设。夯实基层基础，坚持问题导向，开展精准摸排细查，对照软弱涣散基层党组织整顿工作标准，采取党支部自查、学校评议考察等方式，对全校所有党支部逐个检查。

一是坚持选育并重，加强班子队伍建设。研究制定《组织员队伍建设与管理办法》，为每个院（系）配齐专职组织员，切实加强对基层党组织的监督和指导。认真贯彻落实学校《教师党支部书记"双带头人"培育工程的实施方案》，全校46个教师党支部书记"双带头人"全覆盖层，有效地促进了党建与业务工作的融合。组织选派12名党支部书记参加上级调训，开阔基层党支部书记视野，提升基层党支部书记能力，激活基层党支部书记的潜能。举办基党务工作者培训班，不断提高基层党务工作者的政策水平、理论素质和业务能力。

二是加强对基层党支部的考核督导，严格落实《滨州医学院基层党支部工作考核办法》和《滨州医学院党员积分量化管理实施办法》要求，开展全校基层党支部工作考核和党员积分量化考核，按照继承与创新相结合、组织与群众相结合、党内与党外相结合、定性与定量相结合，努力扩大民主、改进方法，全面了解评价党支部发挥作用的情况和党员状况，努力提高基层党建工作的制度化和科学化水平。

（四）营造尚廉崇德氛围，涵养良好政治生态

廉政文化建设是高校消除腐朽文化，构建良好政治生态的有力武器，它为推进全面从严治党高质量发展提供了文化上的有力支撑。开展廉政文化活动，既要有完善的体制机制做保障，又要借助全员参与的合力，还要有丰富有效的外化载体。长期以来，滨州医学院坚持走出去与请进来相结合、传统手段与新媒体相结合、正面典型激励与反面警示教育相结合、经常性教育与集中教育相结合、校园文化引领与廉政教育相结合，将廉政宣传教育纳入学校党的宣传教育大格局，一体推进不敢腐、不能腐、不想腐，着力涵养风清气正、崇廉尚实、干事创业、遵纪守法的良好政治生态。

1.完善机制，使廉洁文化落地生根

（1）完善领导机制。"东西南北中，党政军民学，党是领导一切的"。这是对时代的回应，也是对人民的担当。建设廉政文化是全党全社会的共同责任。在高校，它关系着每一位师生的切身利益。

长期以来，学校党委把廉政文化建设纳入学校发展的总体规划中，融入学校意识形态工作的总体部署中，寓于全面从严治党的每项环节中，切实加强组织领导。在学校第四次党代会纪委工作报告中，学校明确提出，要"进一步强化廉政宣传教育，构建以干部为重点、纪律教育为核心、警示教育为特色、廉政文化为引领的工作体系"，为今后一个时期学校廉政文化建设提供了遵循，指明了方向。在每年初的党风廉政建设工作会议上，学校党委书记都会在讲话中专列一段内容，对廉政文化建设做出强调，部署相关工作。纪检监察部门作为廉政文化建设的牵头部门，每年

协助党委全面规划廉政文化建设工作，并负责督促、检查、指导和考核。组织、宣传、人事、工会等部门，结合业务实际，发挥各自优势，密切配合。全校上下，形成了党委落实主体责任"不松手"、书记带头"不甩手"、全校师生"共携手"的廉政文化建设的新格局。

（2）健全保障机制。学校将廉政文化建设纳入年度预算计划，专门设立廉政教育和办案专项经费，每年拨款近10万元，对廉政文化建设给予充足的经济支持。同时，不断完善投入方式，加强资金管理，提高经费使用效率。例如，支持纪委汇编印制专题读本，在全校党员干部中发放，近年来，先后印制《清风廉韵——贯彻落实中央八项规定精神专题读本》《党的十九大以来山东省各级纪检监察机关查处的关于扶贫领域腐败和作风问题选编》《医疗领域腐败问题案例选编》等专题读本；支持纪委谈话室建设；支持校园内宣传看板、宣传栏制作，等等。

另一方面，学校大力加强廉政制度建设，近年来，学校先后出台了《廉政风险防控管理办法》《廉政风险重点领域和关键环节工作报备管理暂行办法》《八项规定精神实施办法》《关于贯彻落实纪检监察工作"转职能转方式转作风"的实施意见》《问责办法》《线索移送办法》《容错纠错办法》等制度规定，为廉政文化建设良好氛围的形成，提供了坚实的制度保障。

（3）构建评估机制。评估机制，不仅能够帮助查找廉政文化建设工作中的问题，更有助于廉政文化的良性发展。学校把廉政文化建设责任作为重要的政治责任和政治任务，写进年度党风廉政建设责任书和全体处级干部签订的廉洁自律承诺书中，纳入年度考核，作为评价干部的重要参考。在每年末的党风廉政建设责任制落实情况检查中，通过发放调查问卷的形式，面向全校师生征集对廉政文化建设的意见建议，保证客观性和科学性，在多方面、多角度、全方位的查摆不足、集思广益的同时，也扩大了廉政文化的影响力。

2. 整合资源，构建"大宣教"格局

（1）整合校内平台。一是搭建了"官方网站＋微信公众号＋短信平台"为载体的"三位一体"廉政宣传教育平台，通过网页发布权威信息，适时转载中央、省关于廉政建设重大决策和政策法规；通过微信平台解读廉洁工作政策法规、重大举措，剖析违纪违法典型案例开展警示教育；通过短信平台发送原创廉政提醒信息，开展经常性的理想信念、廉洁从政教育，使提神醒脑成为常态。二是搭建以廉洁课堂、学术讲座为载体的学术基地，通过编写发放廉洁教材、党章党规党纪教育读本，实现廉洁宣传教育随身随时、便民利民；通过邀请专家学者进校做专题报告，深度解读党的政策文件、部署要求，加深师生对全面从严治党的理解、认同；通过组织观看警示教育片10余部，使廉政文化触及灵魂深处。三是以廉洁标语、廉洁漫画、廉洁海报等形式，开展廉洁宣传教育，定期举办以廉洁为主题的书画作品、摄影作品征集展示活动，在全校营造浓厚的廉洁氛围。

（2）拓展校地合作。地方政府相对于高校具有更加丰富的教育资源，有更加丰富的廉洁宣传教育工作经验。学校积极开展与地方政府的深度合作，构建以驻地红色教育基地、廉政教育基地为载体的示范基地，充分运用榜样力量教育广大师生；构建以纪检监察机关、司法部门为载体的警示基地，使广大师生受到灵魂的触动和心灵的震撼，知底线、守规矩。学校先后多次组织全校教职员工，前往烟台市廉洁教育中心和烟台市看守所，开展现场警示教育。

（3）开展专项活动。将廉政文化寓于专项活动，使广大师生在学校改革发展的一线，亲身感受学校党风政风的变化，亲身体验学校的政治生态。近年来，学校先后开展了重点领域和关键环节工作报备管理专项检查、利用名贵特产类特殊资源谋取私利问题专项整治、"小金库"清理、办公用房清查、"违规配备使用公车、滥发津补贴、违规公款吃喝、违规收送礼品礼金"专项治理、天价烟问题专项整治、"好人主义、圈子文化、码头文化等问题"专项治理，通过信访举报主动立案查处了私设小金库、违规获取职工住房分房资格等问题，主动开展学生宿舍火灾事故、人才招聘、学生作弊等的追责，依纪依规对相关人员进行了处理。过程中，贯穿案例警示和正面引导，在推进实际工作的同时，有效宣传政策制度，达到了以文化人的良好效果。例如，开展新一轮廉政风险防控管理工作，通过厘清职权事项、优化工作业务流程、明确岗位职责、查找评估风险点、强化内部管理控制，形成廉政风险防控管理长效机制。绘制工作流程156个，梳理廉政风险点403个，制定防控措施478项，进一步提高了全校干部接受监督、参与监督和及时化解廉政风险的意识，从源头上预防腐败。开展廉政谈话工作，由学校党委领导班子成员、纪委委员与全体处级干部开展谈话，由各党总支（党委），各部门、单位、院（系）主要负责人与本部门科级干部和业务科室负责人谈话，实现廉政谈话全覆盖，使廉政文化、廉洁意识深入人心。开展了深入整治形式主义官僚主义突出问题专项工作，梳理出5个方面、22类、101项问题表现，制定整改措施163项，对整改推进情况进行了阶段性督导，目前，已完成整改91项，对需长期坚持的67项和2020年将完成的5项措施，均开展了有效工作，整治工作取得初步成效。

3. 凝聚合力，实现廉政文化建设力量的最大化

（1）充分发挥纪委委员和基层党组织纪检委员作用。纪委委员和基层党组织纪检委员是高校全面从严治党工作中的生力军，他们在廉洁文化建设中也责无旁贷。学校制定了纪委委员和基层党组织纪检委员工作职责，压实责任，赋予他们开展廉政文化建设的使命。通过开展培训，提升他们的业务能力，特别是向师生宣传、解释学校全面从严治党政策制度、工作举措的能力。通过组织他们亲自参与党风廉政建设责任制考核、廉政谈话，深入了解学校政治生态状况，从而提出建设性意见建议，推动廉政文化建设高质量发展。

（2）推动师生全员参与。廉政文化建设需要全校全员的参与，全校师生既是参与者、受益者，也是实施者、监督者。学校开设了廉洁讲堂，每年面向新进职工、在校学生，讲授廉洁课程，提升廉政文化建设的专业化程度。同时，充分发挥青年学生关心国家、民族命运，积极向上、思维活跃的优势，建立了学生廉洁社团组织"齐薪学社"，关注学生诚信、勤俭等热点问题，积极回应学生学习、生活、工作中的诉求，通过社会实践、参观学习等丰富多彩的社团活动，凝聚学生开展廉政文化建设的力量。

（3）提升纪检监察干部队伍综合实力。重点加强"三训"，即"经常培训""以研代训""以挂代训"。经常培训，旨在提高纪检监察干部的政治素质、政策水平和业务能力，重在日常、经常，学校坚持开展每周一次的纪检监察业务学习、每月一次的纪检监察干部专题学习和每年一次的纪检监察干部培训，收获了良好的效果。以研代训，是要深入研究和探索纪检监察工作，以增强工作的预见性和指导性；以挂代训，是采取上级调训、学校外派等方式，加强公、检、法机关和高校纪检监察部门的联动，学习开展廉政文化建设工作的经验。目前，学校分别派出一名同志，参加了省派"第一书记"工作和省纪委双向学习锻炼工作，先后10余次与省内高校纪检监察部门开展学习交流，有效加强了干部的实际锻炼，推动了廉政文化建设工作。

第二节 美丽校园：好景人醉忆谁家

一、加强校园规划，划亮博雅环境之美

滨州医学院以"滨海书院，医学杏坛"作为校园规划理念，以建设一所集现代化校园、信息化校园、生态化校园、地域化校园、园林化校园、可持续发展的校园、高起点高目标的校园于一体的特色校园作为总体规划原则。从总体规划倒建筑设计，借鉴和总结国内外校园的成功经验与教训，充分发挥后发优势，力争将新校区建设为"烟台大学城"中璀璨的明珠。

滨州医学院烟台校区西校区（一期工程）坐落于山东省烟台市莱山区逛荡河以西、观海路以东，于2001年5月开工建设，2016年9月建成，中轴对称，中心突出，形成以主校门、校前区广场、图书馆、中心绿地和饭堂连接而成的中轴线，轴线西侧是以国际交流中心为首的生活区，东侧是由教学楼、实验楼和动物中心形成的教学区，形成前公共、后私密，东侧生活、西侧教学的总体布局。校前区西侧新建行政办公楼，与图书馆和中

心教学楼围合成庄严、对称，具有一定礼仪性的前区空间，同时亦成为西校区的中心空间。

2016年9月，滨州医学院烟台校区河东新校区（二期工程）开始动工建设，至今已初具规模，仍在不断建设完善中。二期工程计划容纳6000～7000名学生，主要包括教学实验区、特殊教育示范园区、康复与产学研区等。东校区相对于西校区，分区更加明确，自北而南分别为教学区，生活区，运动区和附属医院，四个区都有明确的中心。教学区引进逛荡河水形成一个曲折灵动的湖面，一方面和西校区的中心景观呼应，另一方面一曲一直的湖岸为师生提供更多地交流空间和丰富的景观资源。生活区的建筑布局比较规整，组团中心以绿地为主，旨在为同学们提供更多的户外活动空间。教学中心和生活中心相互贯通，形成与外围车行道相对独立的步行网络，实现人车分流，为同学们创造便捷、安全、层次丰富的活动空间。

滨州医学院烟台东西两校区各具特色，主次分明，相互补充，融合统一。西区有图书馆和学生活动中心为两区共享，而西教学区主要是公共教学楼和实验楼，侧重基础教学；东教学区主要为各院系的主楼，侧重专业教学，东西两个校区互为补充，形成一个统一的整体，而西区的中心空间引出的景观大道则成为连接东西两区的纽带。

滨州医学院形成以水体为校园环境的主体结构的生态校园。东校区总体规划以场地西侧的逛荡河和沿河公共绿带为主要出发点，形成西低东高，沿河疏朗，向东逐渐密集的总体形象，尽量使更多的建筑和活动空间分享沿河主要景观资源。西校区的水体景观作为分隔生活区和教学区的元素，成为西校区中最主要的景观资源；西校区南侧是新建的生活区，顺应主校道的走势，饭堂和后勤服务楼形成有规律的错动式布局，使得生活区向东南面打开，这样一方面有利于引进东南风，形成良好的小气候，另一方面使更多的建筑分享到逛荡河的沿河景观。

滨州医学院校园规划实现教学、生活和实践并重。在传统的高校规划中，教学建筑总是校园中的主角，生活区作为辅助，或者因为节约成本，建筑风格单调，设施简陋，兵营式的布局只能形成单调的室外空间。但在滨州医学院烟台校区的总体规划方案中，不管是教学区还是生活区，都有明确的中心，而且个性鲜明，形成多层次的丰富的校园景观体系。而附属医院作为校区中主要的实践教学基地，在东校区的南端自成体系，庞大的建筑体量和独立的面向城市的出入口，彰显了其作为烟台市东部医疗中心的地位。

滨州医学院校园规划在空间组织上，结合医学院的独有特色，创造具有整体性、层次性、特色性、多样化、人性化的校园空间形态。空间连贯有序，以其高度的统一性为纲，以贯穿东西的校园中心景观轴为序列，以东西教学区的连通为结合点，使一二期工程空间成为统一的有机整体；规划将各个功能组团内部分为宜人的院落空间，再将各个院落空间用交通和景观轴线进行联系；以几何形态和自然形态交织，产生美妙的空间节奏；开合有致、收放有理，通过建筑与绿化的不同围合及景观信道对不同区域的穿越，塑造变化多端的公共空间，以理性的设计营造感性浪漫的空间氛围，体现了校园在理性中生长发展。

滨州医学院校园景观设计充分结合基地特点和肌理，形成"校在景中、景在校中"的与景观充分交融的局面，实现了建筑与生态空间的最大融合，营造现代生态校园；从连同一期工程的景观轴，到各建筑组团围合的组团绿化景观、到各建筑单体形成的庭院园林空间，形成了层次丰富、形式多样的园林式校园景观，创造了"一轴为序，多点分布、枝状渗透、理性生长"的景观格局；借鉴中国传统园林空间，糅合现代设计理念和手法，以诗的结构组织诗意校园空间，整个景观序列如诗如画地展开。

滨州医学院校园道路系统规划中，主要车行道连贯一二期工程，次要车行道大体呈环状形式连通校园各个组团，形成主次分明、高效快捷的交通网络，在校园内进行道路分级规划。校园主要车行道采用7米宽道路，校园小型道路则采用5米宽；校园交通系统达到人车相对分流，车道于各组团外环绕，而深入组团内部的人行系统则安全而安静，主要人行路线贯穿校园东西主轴，连接各景观节点，创造滨水绿带、交往广场等步行交流空间，营造校园舒适宜人的景观性步行系统，次要人行路线则便捷地联接起各功能组团，使学生在生活区与学习区之间拥有高效而合理的流线；机动车停车场呈网点状分布校园之中，在校园各出入口附近集中设置停车场，对外来车辆进入校区进行有效控制和管理。在校内各重要建筑物附近设置泊车位，在教学区与生活区部分建筑结合人防设施设立地下停车库，建立地面地下结合的立体停车体统。

滨州医学院绿地景观规划结合校园交往空间的设计，将绿地系统与校园户外交往场所融为一体，使校园空间成为师生乐于停留交往的第二课堂。校园周边退让范围满足城市绿化带的要求，既为校园营造良好绿化屏障，又为城市环境做出贡献，同时通过空间的敞开，亦把滨河城市绿化带的美景引入校园之中；校区按花园式、生态型校园进行建设，通过水体绿化、滨水生态绿化、广场绿化、体育区绿化、道旁绿化、庭院绿化、建筑单体立体绿化结合，营造生态绿色校园，创造具有高雅文化氛围、活力朝气的校园环境；融会传统园林的精神，糅合现代园林设计手法，注意优美构图和丰富手法的运用，以亭、廊、雕塑、小品、喷泉、灯具、座椅等为辅助，在建筑物周围、公共绿地、路旁、湖边，采用点、线、面结合的手法进行绿化设计，栽植具有景观层次的各类植物，结合医学院的学科特点，适当栽种具有药用价值的特色植物。

近年来，滨州医学院对全校道路进行重新铺设硬化，完成沥青混凝土施工，加强实验室建设和教室、体育场、篮球场的升级改造；集中清理"僵尸"废旧自行车100余辆；完成高标准校内绿化养护服务，基础学院、药学院教室实验室改造项目，教学区域屋面防水工程；改造、增设学生宿舍自修室10个；制定以能源合作方式为学生提供洗浴的改造方案，公开招标引进能源合作企业，采用空气能热源泵＋太阳能集热的模式提供热水，接入学生寝室卫生间；完成河东校区餐厅厨具设备采购安装项目，完成食堂油烟净化系统改造项目和餐厅能源改造工程，对西校区餐厅进行装修改造，改善就餐环境的同时，也为学生提供学习、研讨的场所和区域；为深入推进"仁爱校园、美丽校园、活力校园"建设，滨州医学院计划对钟楼 A 区、沪祥楼、旧教学楼三栋楼宇加装电梯，目前项目正在进行招标阶段。滨州医学院不断加强改进校园规划，从文化的角度统筹谋划现有校园和待建区域的建筑、道路、景观、绿化和美化，改善师生的在校体验，保障师生的多样需求，努力打造更加和谐、优美、绿色的校园布局。

二、加强景观建构，勾勒人文特色之美

（一）强化校园绿化，美化求学环境

滨州医学院高度重视校园绿化和管理工作，深刻认识到校园环境建设是校园文化建设的重要组成部分，加强景观建构，勾勒人文特色之美对于增强大学文化内涵，塑造师生优良品格，陶冶学生良好情操，提升大学形象，优化育人环境，促进精神文明建设，提高教育质量和办学水平具有非常重要的意义，是深入贯彻落实科学发展观，办好让人民满意高等教育的具体体现。

长期以来，滨州医学院坚持总体规划、分步实施的思路，坚持高质量、高水平，生态化、园林化、信息化的目标，坚持精设计、严管理、强监督的方针，不断更新绿化工作思想观念，强化校园绿化在大学文化建设中的重要作用，规范标准化管理体制，完善社会化运行机制，投入专项资金，聘请专家设计，引进专业团队，实施专业养护，打造特色品牌，努力为师生学习、生活和工作营造了良好的生态环境和育人环境。

1.布局合理，设施齐全

校园绿化总体布局合理，校园小品与绿化交相辉映，风格各异，处处步移景异，营造优美高雅的环境氛围，形成"儒雅至美"的环境文化，充分发挥环境育人的功效。

（1）总体布局

学校校园绿化总体规划由天津工程设计院负责设计，有专门的校园绿化平面图和校园绿化规划图，布局合理，整体效果良好。

（2）设施管理

栅栏、小品设计建造精巧，美观大方，既能美化环境，丰富园趣，为

师生提供休读、休息和公共活动的方便，又能使人从中获得美的感受和良好的教益。学校的路标等设施齐全，完好无损。

（3）校园文化

学校以和谐校园为目标，倾力打造优美静雅的校园环境文化。突出以人为本理念，依据统一规划、分步推进、逐步完善、适时更新的原则，加强校园人文环境和自然环境建设，建造精神内涵丰富的物质文化环境，努力为师生营造"优美静雅、和谐快乐"的工作、学习和生活环境。突出校园园林文化建设，把人文景观与绿化景点融为一体，相得益彰，彰显滨医文化底蕴。

2.健全制度，规范管理

学校的绿化管理工作以引进专业化团队和打造特色绿化品牌为抓手，本着科学规划、重点建设、加强管理、专业养护、打造精品的理念，加大投入，多措并举，强化管理，绿化管理工作有序开展，实现了校园绿化管理工作的科学化、制度化、社会化和专业化。

（1）加强制度建设，夯实工作基础

为做好绿化管理工作，学校陆续出台了《滨州医学院校园建设"十二五"发展规划》（征求意见稿）、《滨州医学院校园环境建设实施方案》等文件，学校的绿化工作长远有规划、年度有计划。为建立完善的绿化管理长效机制，学校出台了《滨州医学院校容校貌管理办法》《滨州医学院校园绿化养护管理办法》等一系列规章制度并汇编成册，实现了绿化管理的科学化、规范化和制度化，为日常监管工作的开展夯实了基础。

（2）健全档案，实现动态管理

学校重视绿化档案建设，注意档案资料的记录、规整、分类和保存。建立了养护管理巡检制度，对校园的绿化区域不定期开展巡视检查，做好养护管理工作记录。学校校园绿化平面图和百年柿树、皂角等古树、名树纸质和电子文档齐全，并能实现动态管理。

（3）专业管理，专业养护，爱岗敬业

学校着力打造专兼结合的校园绿化管理工作队伍，目前有专职管理人员4人，其中具有研究生学历管理人员2人，本科学历管理人员1人，高级工程师1人；校园绿化养护人员配备合理，机械设备配备齐全。

三分种植，七分管理。创一流的校园绿化环境，必须有一支爱岗、敬业、奉献的管理队伍。为使校园环境建设及管理水平不断提高，我们对提高管理队伍综合素质工作常抓不懈。通过政治理论学习不断更新管理队伍观念，使他们立足本职，爱岗敬业，改变工作作风，树立不怕苦、不怕累、不怕难、不怕怨的工作态度；采取多种措施培养他们的业务素质并着力培养良好的、科学的工作方法。

3. 因地、因树制宜，专业养护

在绿化养护方面，学校采取完善制度与强化落实相结合、社会化引进和专业化养护相结合、加强宣传与师生参与相结合等有效措施，突出环境育人功能，打造特色绿化品牌。为加强绿化养护，提升管理层次，学校采取招标的方式引进资质优、水平高的绿化养护公司，对校园内的花草树木进行因树而宜专业养护，使校园三季有花，四季常青，花草树木郁郁葱葱，芳香宜人。

（1）因地制宜

土壤质量，直接影响到植物的生长。由于我校校园的土壤碱性较大，给学校的绿化养护工作带来了不少的困难。学校通过改良土壤，改善土质，选择耐碱性的树种和植被种植，如：白蜡、木槿、枣树等。同时，我们经常对土质进行分析，采取有力措施，通过精细、科学管理，提升了植活率。今后，我们将继续探索碱性土壤下的植物种植的新思路、新方法，为绿化、美化校园做出更大的贡献。

（2）专业养护

对乔木、灌木绿篱、草坪地被、花坛花径的养护，修剪及时合理，枝叶健壮，树形美观，景观效果好；及时进行浇灌、追肥、做好病虫害的防治工作；对草坪内的杂草及时清除；花坛花径种植种类疏密度合适，配置合理，同类品种高度一致，并配以文字或图案，造型新颖，整体观赏效果良好。

4. 内涵丰富，突出特色

（1）垂直绿化

大学生活动中心南架廊种植的紫藤，学校周边铁艺围墙上攀缘的月季，本草园种植的凌霄、蔷薇、葡萄、金银花等，长势良好。通过垂直绿化，既增强了校园绿化的立体感，又增加了师生活动和休憩的场所。

（2）盆花养护

学校在硬化地面上巧妙地点缀了各式盆花，有非洲茉莉、铁树、榕树等品种，通过精心养护，植株长势健壮，造型美观独特，摆放整齐有序，观赏舒适醒目。

（3）特色植物、古树名木

百年柿树。2006年4月，学校从招远市玲珑镇购置三株古柿树，移植到校园内。树龄高达百年，柿树历经三代人的精心呵护，饱经沧桑，现长势良好，枝繁叶茂，线条圆润，成为校园一道美丽的风景。

皂角。2009年，学校在艺体中心西侧投资10余万元种植10棵百年皂角，正茁壮成长。作为药用植物的皂角冠大荫浓，生长期较慢，寿命较长，非常适宜庭荫及医学院校绿化树种。

此外，学校还种植有五针松、蜀桧和银杏等树种。

（4）小品雕塑、水景

校园的山石水系、园林树木、道路广场、墙壁长廊、雕塑标示等，均达到使用功能、美化功能和育人功能的完美和谐统一，使一草一木、一砖一石、一桌一椅都蕴含着丰富的文化气息。

"七九松""八〇石"分别是学校七九级、八〇级校友在毕业二十周年之际献给母校的礼物，充分体现了校友对母校的赤子情怀，得到学校广大师生的广泛赞誉。

学校投资450余万元于2005年建成人工湖，面积3万余平方米，人工湖可拦截雨水，用于绿化灌溉，既美化环境又节约水资源。湖东南岸小品"一帆风顺"，寓意着滨州医学院从黄河之滨到黄海之畔扬帆起航，在烟台这片土地上为国家的医学教育事业做出更大贡献。

（5）校园特色文化的体现——本草园

为做到绿化与教学相结合，既美化环境又充分利用资源，学校2009年建成"本草园"，占地40余亩，分为乔灌木区、藤木本植物区及草本植物区三个区域，种植各类中药300余种。藤木本区长廊长30米，两旁栽植金银花、凌霄等中药，春夏之际各种花朵次第开放，与长廊下学习的学生相映成趣，成为学校的一大人文景观。

（6）自繁自育

学校采取了自育自种的方式，建成50余亩育苗基地，现有4000余株法桐、1100余株杨树等树种。产出的法桐、杨树分别移栽到校区的各个角落，既充分利用了资源，又为校区建设节省了资金，可谓一举多得。

目前，学校正在设计规划烟台分校区（河东校区）以生命、环境、人作为创意骨架，建造自然生态环境与人文精神兼备、特色突出、可持续发展的现代绿色校园。景观空间采用与校园布局相协调，构成点、线、面结合的布局形式。主体空间以景观轴线为主线，串联起入口主广场、中央水景区、图书馆南侧景观区、教学区和生活区。

今后一个时期，滨州医学院将站在新的起点上，进一步更新校园绿化和管理工作理念，加强校园绿化管理内涵建设，提升校园绿化建设与管理工作质量和水平，完善校园环境建设和文化建设，使校园环境更加科学规范、生态美观、和谐自然，不断开创校园绿化工作的新局面。

（二）推进多场域文化建设，实现美化与育人统一

滨州医学院高度重视公寓文化建设。学校进一步规范学生公寓管理，提高管理效率和服务水平，明确工作职责，充分认识学生宿舍管理工作的重要性，增强工作的责任心；提高安全意识，加强对宿舍安全隐患排查，及时处理和上报各类突发事件，杜绝安全隐患的发生；强化服务意识，关心关爱学生，努力把学生宿舍管理工作落实到位，为全校学生提供更加舒适、温馨的服务，促进和谐校园建设。学校通过举办宿舍文化节改善了宿舍环境，使宿舍物品整齐有序；充分发挥了宿舍成员的积极性和创造力，每一份成果都饱含宿舍成员的深厚情谊与集体智慧；团结一心，真正把力

量拧成一股绳，有效地促进了温馨宿舍氛围养成。宿舍文化节进一步营造了温馨有序的宿舍文化氛围。宿舍文化节的成功举办提高了同学们对宿舍环境的重视，进一步丰富了宿舍文化内涵，展现了宿舍文化魅力，培养了同学们的团结协作精神及宿舍凝聚力。优秀宿舍评选活动。学校定期举办优秀宿舍评选活动。培养了大学生良好生活、学习习惯，营造干净、整洁、安全、温馨的宿舍环境，"五星级宿舍"评选在学校宿舍卫生检查标准基础上，突出安全稳定、环境整洁、文明节约三项内容，激发了学生"学、比、超"的热情。通过优秀宿舍评选有效改进了学校学生宿舍的卫生状况，提升了学生纪律和团队意识，促进了学生良好学习、生活、卫生习惯的养成。

教室文化是完美教室的灵魂。班级文化是校园文化的重要组成部分，也是形成班集体凝聚力和良好班风的重要载体。营造优雅和谐、健康向上、生动活泼的育人环境，展示富有意义、个性和创造的班级文化，显得尤为重要。教室，不应该是一盘散沙。教师和学生，不应该只是各不相干的知识作为商品的出售者和消费者。在教室里相聚的一群人，不应该只是偶然原因的随机组合，或者偶尔因一首歌、一个演讲、一场比赛才聚集在一起，平日里则是一群没有共同思想共同语言的乌合之众，一群没有共同愿景共同价值的同一个屋檐下的陌生人。教室，注定是一个生长中的部落和社会；教室，注定是一个要形成自己文化与规则的地方。

学校校园环境以"生命、环境、人"为设计主题建造自然生态环境与人文精神兼备、特色突出、可持续发展的现代绿色校园。"生命"是医务工作者永恒的主题，护佑生命是其人生信仰。掌握医学知识基础上，具备对生命博爱和关怀是学校育人的根本。"环境"是校园存在的主体，从生态学角度，协调建筑、自然与人的关系，形成可持续发展的大空间架构，创建生态型园林学校。"人"代表的师生是环境的使用者，也是创造者。以环境衬托人，展示现代大学生积极向上，充满朝气的精神风貌。学校景观空间采用与校园布局相协调，构成点、线、面结合的布局形式。主体空间以景观轴线为主线，串联起入口主广场、中央水景区、图书馆南侧景观区、教学区和生活区。以大写意的手法将山水环抱的自然生态格局融入校园环境中，使校园环境和生态环境和谐统一。在规划双环路之间的绿带上设置一米左右的地形起伏，形成山的概念和立体的绿化景观。将人流和车流从视觉上有效隔离，充分体现了对生活在校园里的人们的人文关怀。在生活区北侧设置了一米多高的地形起伏，在校园前区和生活区之间形成自然景观隔离带。水体沿双环路由学生活动中心向东，丰富了主路滨水的景观，形成水自山间蜿蜒流出的形态，与中央水景区融为一体。

经过近年来的建设积淀，滨州医学院的校园建设已形成十大景观：

1. 飞檐济世：丹柱擎天，飞檐叠翠，在雕梁画栋间勾勒悬壶济世的任重道远，于古朴厚重中诠释大医精诚的铮铮誓言。科学与人文并进，古韵与现代交融。踏入门内，习医病医心术；迈出门外，操济人济世心。

2. 医盾擎天：它意味深长，铅盾寓形，字母会意，Medical（医学）藏头，山魂海韵打底。它雄浑大气，铅色严谨，白色圣洁，蓝色理智，冷静，不轻言放弃。它标榜仁心妙术，它追求卓越传奇，它完善发展理念，它坚持矢志不渝。言有尽而意无穷，它卓卓而立于翠树繁花间，笑而不语。

3. 镜湖承影：入夜，灯火丛丛，华照灿灿，恰遇碧湖如鉴，再借得星光数点，皓月半弯，投射其间，湖承倩影，相映成趣，闪闪灼灼，亦真亦幻。璀璨深处，是莘莘学子伏案苦读，孜孜不倦；是芸芸师长研习治学，默默奉献。湖光夜色的鉴照下，秉承"仁心妙术"的滨医人奋斗不息，不断酝酿和书写无数灯火深处的滨医传奇。

4. 岛亭帆影：它是湖心岛。沿蜿蜒曲径移步湖心，顿觉清风拂面，神清气爽，万千湖光山色，尽收眼底。它是观景亭。天朗气清之时，赏潋滟碧湖一鉴开，观天光云影共徘徊。依依杨柳，点点繁花，簇簇楼群，蔼蔼远山，皆排闼入境来。它是梦之船。桅樯高架，白帆轻启，就等待一个美丽的梦想导航，惠风和煦之时，华丽远征，学海探微，畅游心心念念的梦想世界。

5. 旧教新梦：琅琅诵书声，孜孜求学影。这是一批批学子筑梦的巢，是一代代滨医人启航的帆。在这里，他们笔游书海，解读仁爱、仁慈、仁义的微言大义；读书治学，诠释精湛、精深、精妙的奥秘。学子装饰了它的窗户，它放飞了学子的梦。

6. 活力大活：规圆矩方，自然之道。珠圆玉润，故成其大。大学生活动中心，环壁穹顶，于方寸中寻圆满，于娴静中求灵动。群芳拥簇，翠树四合，它是怡人怡情所。弦乐飘飘，歌声袅袅，它是翔志筑梦巢。吹拉弹唱，代代学子展风采；聚贤集才，自古英雄出少年。活力大活，青春万岁。

7. 妙手回春：奇石天成，重63吨，系77级校友捐赠。状如手掌，寓回春妙手之意，与"仁心 妙术"的校训精髓一脉相承，遂得名"妙手石"。景观石高大宏伟，直指云天，寓意探索医学奥秘，勇攀医学高峰；景观石整体呈托举状，寓意默默奉献，甘为人梯的育人精神。"妙手石"饱含了77级校友对母校的深切感谢，并以此叮嘱一代代的滨医学子牢记校训，炼仁心，习妙术，为成为一名合格的医生而不懈奋斗。

8. "79"松青：自古青松傲霜雪，盘屈孤贞更出群。七九松系我校79级校友捐赠，数十年来，静观峥嵘岁月，畅览沧桑变迁。北镇——滨州——烟台，它见证着滨医的每一步成长，也激励着代代滨医人矢志不渝，勇往直前。在淡远的岁月章回里，七九松吐故纳新，览天地之胜，凌云参天，笑看桃李满园。

9. "80"石记：玲珑奇石出自然，80石系滨州医学院80级校友对母校的捐赠，因其酷似数字80的造型而得名。石为园之骨，该石形如盘玉，坚实厚重，恰如俯首躬耕的开拓者，励精图治，不畏劳苦，终育得万亩杏林，累创辉煌。其外形雄浑，镂空玲珑，恰着意"仁心·妙术"，诠释出对滨医学子"怀仁爱、仁慈、仁义之心，行精湛、精深、精妙之术"的殷殷期待。

10. 本草雅园：昔日神农遍尝百草，谱就医人济世华章。今朝筹划本草雅园，追承先贤远志遗德。本草园集结百余种珍贵中草药材，科学搭配，合理种植。吐纳天地灵气，饱蘸日月精华。漫步其间，草木繁盛，燕啼莺飞，姹紫嫣红，暗香袭人。修心，修性，修妙术，品花，品药，品人生。

学校植物栽植的构思安排，兼具意境及休闲内涵，以本土植物栽种为基础。整个校园以乔木为主体要素，适当结合灌木、地被形成层次丰富的植物景观。注重植物的季相变化、色彩搭配及层次变化，进行不同的平立面造型组合，创造多种植物空间景观。依照校园的功能分区，将全园种植划分为：规则式混交林、自然式混交林、密植背景林、景观轴线绿化带、滨水绿化环、教学区绿化、生活区绿化、体育场景观绿化及绿化保留区等不同的植物类型区域。其中，景观轴线绿化带以银杏为绿化上木，形成集中体现校园精神文明的银杏大道；规则式混交林在盛夏为师生提供了幽静的林荫空间；自然式混交林在保留原有部分树种的基础上，补充种植芳香植物；滨水绿化环沿湖区周边种植耐水湿的树种，结合水生植物，突出体现春夏景观；教学区和生活区绿化分别以秋景和四季景观为植物特色，生活区中安排百草园，种植各种草药植物；密植背景林为校园提供了良好的绿色背景。同时，又在充分保留生活区现状绿地的基础上，以大"绿"的概念重新整合绿地关系。强调整洁明快、交通便捷的绿化环境。设计中安排"百草园"和两个小型绿化广场，为学生提供充足的室外活动空间。"百草园"中大量种植药用植物，并放置色彩醒目的景观小品，丰富景观层次。一座"花桥"成为景观中心，圆形广场上画出人体形状的种植池，根据对人体部位有特殊疗效的植物对位种植；使学生在休闲游走之中增长知识，陶冶情操。南部两个广场以休闲气氛为主，考虑学生交流、晨读需要，以竹林、景墙、宽大座椅组成景观，注重空间开敞与私密的结合，人性化尺度设计，为学生提供功能合理，景观实用的交流空间。

学校为满足校园多层次的功能需求，增加景观的文化内涵和趣味性，在校园设置各种小品和配套设施。

1. 雕塑：以充满活力的人为主题的系列雕塑，体现了对生命的关注和人本的设计理念，强调出人是环境的主体。

2. 景观小品：为了体现医学院的环境特色并突出学术氛围，将医学相关知识与景观小品有机结合，丰富了景观的内涵、提升了校园环境文化层次。

3. 标识：精心设置在主要建筑入口和主要路口的标识牌，提供指示标志、解说与路径引导方便了访客，更丰富了景观的层次和趣味型，体现了校园环境的特色。

4. 展板：是校园文化生活的重要组成部分，丰富了师生业余文化生活同时提供了一个展示自身风采的舞台。

5. 座凳：的主材选用自然界的石材和木头。设计根据环境使用者要求的不同而变化形式，共同体现了对人的关怀。

学校道路根据功能和景观要求，采用自然与规则相结合的布局形式。考虑教学区、生活区、运动场、景观轴线及主体景观空间的步行需要，以林荫步行走廊、休闲散步道、滨水散步道、绿荫小径配合集散广场构成多层次、多功能步行体系和景观游线。与主干道形成补充，共同构成功能合理景观丰富的交通体系。

三、加强文明礼仪 仪润人文素养之美

（一）着力美育引领，强化学生审美素养提升

1. 科学设置美育课程体系，提升学生人文素养

滨州医学院构建了面向全体学生的美育课程体系。根据《全国普通高等学校公共艺术课程指导方案》（教体艺厅〔2006〕3号）要求，结合学校2018版人才培养方案，努力开足开齐公共艺术教育课程，并积极探索课程实践。

一是发挥全学科的师资力量优势，在通识选修课程中设置公共艺术课程，将美育通识课程纳入人才培养方案，学生毕业前至少在该模块中选修2学分，现已开设的公共艺术课程达21门，包括《艺术导论》《音乐鉴赏》《美术鉴赏》《舞蹈鉴赏》《影视鉴赏》《戏剧鉴赏》《书法鉴赏》《戏曲鉴赏》等课程，通过线上和线下结合的方式，搭载MOOC、智慧树、省高校联盟等新网络教育平台多渠道授课，其中作品赏析类课程开出10门，艺术史论类课程开出5门，艺术批评类课程开出4门，艺术实践类课程开出2门。

二是发挥美育的实践功能，积极与思想政治理论课的主流价值观同向同行，发挥协同育人的功效。面向2017级、2018级学生积极组织开展微视频拍摄实践，主题涵盖道德文明、自身素质提升、"你眼中的新中国70周年"等共计700余个微视频。

三是在充分发挥第一课堂主渠道作用的基础上，紧紧围绕人才培养目标，坚持以广泛性、多样性、主体性、实践性的特点，实现了理论课程、在线课程、实践类课程、残健融合"四位一体"第二课堂的美育课程体系，通过学生艺术社团、学科竞赛、创新创业活动等强化美育实践。

2. 打造仁爱美育文化品牌，丰富特色美育课程

根据学校发展优势和特色，将"仁爱"精神融入教育、管理、服务各环节，形成了滨医独特的文化品牌。"全国创业好青年"、"全国巾帼建功标兵"、"山东好人"十大人物、"烟台十大杰出青年"、"中国大学生自强之星"……学校残疾人高等教育、康复教育、"春风行动"精准医疗扶贫、"光盘行动"、4名医师远赴坦桑尼亚、汤加执行援外医疗任务、听障新生军训、滨医学子入学报到途中救人、暑期社会实践、送医下乡、全国首张团代会盲文选票、首份盲文校报、康复学子受国际名校青睐等滨医人故事，被中国教育报、人民网、新华网、光明网、学习强国平台等国家级媒体、大众日报、山东电视台等省级媒体、烟台日报、烟台电视台、胶东在线等市级媒体等宣传报道300余次，产生了良好反响，仁爱文化已成为滨医教育教学的一大显著特色，将仁爱文化纳入学校美育教学中，讲好滨医故事，传播滨医精神。

3. 建构"残健融合"模式，创新美育第二课堂

当前，学校美育课程体系包括通识理论课程、在线美育课程、美育实践类课程、残健融合"四位一体"美育第二课堂的课程体系。其中，残健融合美育第二课堂紧密结合学校实际，突出特色。从1985年学校专门招收肢残青年，开创中国残疾人高等教育先河，到率先在本科医学院校招收视障生、听障生，学校始终以强烈的社会责任担当和大爱情怀在不懈努力。残疾人高等教育谱写的"滨医模式"成为滨医人才教育的一大特色，学校美育活动紧密结合学校实际，发挥育人特色，创新残健融合美育第二课堂。

4. 推进医学与艺术融合，提升医学人文素养

通过在全校开设美学与医学相关的选修课，致力于在医学生成长成才

过程中打造医艺同源、医美融合的审美情趣。采用课堂教学和实践活动相结合、课内培养和课外活动相互补充的育人模式，全面提升学生发现美、鉴赏美、感受美、体验美、创造美的能力。学校通过举办解剖图素描大赛、口腔学雕牙比赛、护理学舞蹈、中医药香囊制作、花草茶制作、药皂制作等丰富多样的活动将艺术与专业紧密结合起来，提高了大学生美育素养，建立起一个医学、艺术、美丽的大健康平台，让广大医学生通过美育实践活动获得艺术人文素养的提升和身心健康的升华。

5. 建构多彩艺术实践活动，增强学生文艺素养

开展艺术实践活动一直以来作为开展美育工作的重要途径，从1987年我校成立"大学生艺术团"开始，学校重视大学生展演活动、加强大学生艺术社团建设、建立起较成熟的校内外联动美育协同机制，推动艺术实践活动更好开展。

一是开展丰富多彩的展演活动。宣传部、学生工作处、校团委、文学艺术教研室等多部门、院（系）协作开展各类展演活动，各院（系）平均每年举办艺术展演活动两次以上，营造了良好的校园文化氛围，提升了大学生的文化艺术素养。2018年，精心打造"仁心笃 妙术臻"迎新晚会暨中秋晚会、庆祝改革开放40周年"声韵悠长"朗诵音乐会、"歌声激荡四十年"歌唱比赛、"艺熠生辉"才艺大赛等活动。在新中国成立70周年之际，学校举办了"庆祝新中国成立70周年暨2019年迎新晚会"和师生歌咏比赛等活动；积极参加省教育厅和教育部组织的大学生艺术展演活动和师生基本功比赛。在山东省大学生最美歌声大赛荣获一等奖、两岸医学人文合唱节荣获银奖，积极参加全国高校街舞争霸赛等活动；组织学生艺术社团开展慰问演出活动，践行我校社会责任。我校每年均组织学生艺术社团赴其他高校、中小学、工厂农村等开展慰问演出。2018年以来，学校开展赴养老院慰问演出6次，赴温州慰问演出1次，赴龙口助力残疾儿童生活重建慰问演出1次。这些丰富多彩的展演活动让广大师生在感悟文化艺术的同时，感受祖国及学校在改革开放大潮中的深刻变化，激励广大师生进一步统一思想、坚定信心，不忘初心、牢记使命，谱写新时代滨医改

革发展新篇章。

二是加强大学生艺术社团建设。学校鼓励并支持社团建设，目前我校建设有大学生艺术团、爱乐人协会、舞蹈协会、摄影协会、民乐协会、吉他协会、书画协会、诗歌朗诵协会、文学社等在内的艺术类社团32个，学生参与率达到67%以上。各艺术社团经常开展丰富多彩的艺术展演活动：临床医学院举办海空艺术团十周年专场晚会、民乐协会举行"余音绕梁"音乐会、浮梦动漫协会开展2019快闪活动、舞炫街舞社开展星级社团评比、荧光夜跑、迎新晚会等活动……丰富多彩的社团活动丰富了学生的业余生活，提升了学生的综合素质。

三是初步建立起校内外联动的美育协同机制。我校认真落实《山东省人民政府办公厅关于贯彻落实国办发〔2015〕71号文件全面加强和改进学校美育工作的实施意见》（鲁政办发〔2016〕36号）的相关要求，引进艺术院团专家、民间艺术和非物质文化传统项目传承人到校担任兼职美育教师，建立校内外联动美育协同机制。聘请鲁东大学声乐专家张旭东为特聘教授，聘请胶东剪纸非物质文化遗产继承人梁巧艳、山东新影教育咨询服务有限公司短视频项目主管龚鹏飞、山东新影教育咨询服务有限公司专业教学主管陈晨等专业人士为美育中心特聘教师，帮扶、指导艺术社团建设和美育教学等各项工作，取得一定的合作成效。在校内外建立美育基地，定期开展讲座和优秀传统文化推广活动。目前，校内已建设并投入使用中医文化基地、生命艺术基地、校史文化基地和残疾人高等教育文化基地等4处基地，在校外设立烟台城市美术馆、迦南音乐学校2处美育实践基地，将美育课堂由校内延伸到校外，形成校内外合力弘扬和传承中华优秀传统文化的良好局面。

（二）着力德礼沁润，强化师生文明素养提升

1. 加强大学生日常行为规范

滨州医学院以规范学生日常行为为突破口，以学生学习习惯养成和长效机制构建为重点，坚持教育引领与管理服务、问题导向与目标导向、学校教育与自我教育相结合，按照"建章立制保学风、深化教育引学风、规

范管理立学风、文化活动促学风、典型示范带学风、阵地建设塑学风"的工作思路，围绕课堂出勤率、四六级通过率、考研录取率、执业医师通过率、就业率等具体工作指标，扎实做好大学生日常行为规范。

（1）建章立制。学校出台《关于进一步加强和改进学风建设工作实施方案》，从5个方面20项具体举措对规范大学生日常行为规范；制定和完善《滨州医学院学生管理规定》《滨州医学院学生学业警示暂行办法》《滨州医学院学生综合素质测评办法》等制度文件20余项；修订院（系）学生工作目标管理考核指标体系。

（2）深化教育。学校开展以"理想、信念、责任、使命"为内容的主题教育活动，一是多角度、多层次地对学生开展专业思想教育，有计划、有步骤地对学生进行职业生涯指导；二是实施基础文明、生活习惯和学习习惯的养成教育；三是加强考风考纪的宣传和教育，严格落实辅导员深入考场巡查制度；四是深入见习、实习医院做好学生思想引导、学习服务和生活关心等工作，组织协调专业教师深入考研学生开展考研专业辅导，引导学生坚定理想信念，增强专业认同，合理规划人生，提高学习的主动性和诚信度。

（3）规范管理。一是加强"五文明"（课堂文明、举止文明、网络文明、宿舍文明、食堂文明）和"五无"（上课无旷课、活动无缺勤、平时无违纪、考场无作弊、住宿无晚归）创建活动；二是推行无手机课堂、课前十分钟工程等举措；三是开展考风考纪教育活动；四是建立辅导员随堂听课、与任课教师、家长联系沟通机制；五是实行学生学业预警谈话工作机制；六是推行辅导员所带班级学生考试成绩备案制度，进一步规范学生日常管理，实现学风管理常态化。

2. 开展文明素养活动，提升师生内在品质

（1）文化活动。一是邀请知名专家、学者、优秀校友等举办学术报告和专业讲座；二是组织开展与专业学习密切的竞赛活动、社会实践活动和科技活动；三是提升大学生科技文化艺术节、大学生科技创新项目、"挑战杯"课外学术科技作品竞赛、大学生职业生涯规划大赛、"互联网+"

创新创业大赛等活动质量和覆盖面。

（2）典型示范。一是以热爱祖国，拥护中国共产党领导，积极践行社会主义核心价值观，在社会公德、职业道德、家庭美德、个人品德建设中事迹突出，具有良好综合道德素质，以社会各界和人民群众公认的道德标杆为标准，面向在我校工作、生活、学习的广大教职医护人员及学生评选助人为乐、见义勇为、诚实守信、敬业奉献、孝老爱亲等五类道德模范。二是举办奖学金评选答辩会，开展"学风建设创优工程"评选、优秀学生先进事迹巡回演讲、大学生励志讲坛、校友论坛等活动，编印《国家奖学金获得者风采录》《优秀毕业生考研就业经验分享录》等材料，实施优秀学子结对帮扶活动，进一步发挥先进典型示范引领作用。

（3）阵地建设。一是选好班干部和宿舍长，发挥班干部和品学兼优的学生在其中的引领带动作用；二是鼓励在班级中组建兴趣学习小组；深入开展"教室文化建设""五星级宿舍创建"等活动；三是在学生宿舍区开辟自修室；四是加强基层学生党支部在学风建设中的作用；五是强化教学医院学生教育管理，推动学生自觉、自律意识和学习习惯的养成营造浓厚的学习氛围。

（4）勤俭节约。一是在餐厅内部张贴节约粮食、节约用水等标语营造良好的节约氛围，熏陶学生勤俭节约意识；二是学校坚持在每年3月、9月进行文明就餐周和光盘活动月活动，召集全校学生志愿者，参与大厅桌椅保洁、使用的公共餐具回收、餐具洗消、学生自觉排队、文明就餐提示等工作，通过光盘活动月、文明就餐周、保护筷子勤工助学等活动邀请学生志愿者参与，体验就餐环境保洁、共用餐具洗消、餐盘回收等工作，实实在在体验劳动的辛苦，促使同学自觉落实勤俭节约行为。

3.打造"最美"系列，力促家庭文明素养提升

为认真贯彻落实习近平总书记关于"注重家庭、注重家教、注重家风"的重要指示精神，大力培树宣传践行新时代家庭观、弘扬社会主义家庭文明新风尚的家庭典型，传播家庭文明正能量，滨州医学院在全校开展寻找滨州医学院"最美家庭""五好家庭""绿色家庭"和"好婆婆""好媳

妇""教子有方好父母"评选活动。

活动评选坚持以习近平新时代中国特色社会主义思想为指导，深入贯彻党的十九大精神，坚持以社会主义核心价值观为统领，进一步发挥妇女在社会生活和家庭生活中、在弘扬中华民族家庭美德、树立良好家风方面的独特作用，把寻找"最美家庭""五好家庭"等先进典型活动作为家庭文明建设的创新实践和重要载体，引导全院家庭建设好家庭、涵养好家教、培育好家风，共同升华爱国爱家的家国情怀、建设相亲相爱的家庭关系、弘扬向上向善的家庭美德、体现共建共享的家庭追求，使家庭成为国家富强、民族进步、社会和谐、学校发展建设的重要基石，为滨州医学院文明风尚的营建提供了强劲动力。

四、加强安全稳定　定稳平安和谐之美

（一）出台安全制度规定，健全突发事件反应机制

滨州医学院高度重视校园安全工作，从贯彻落实"四个全面"战略布局、强化"党要管党、从严治党"的高度，把校园安全工作摆上重要议事议程，列入重要工作规划和计划，年度考核实行"一票否决制"。

一是出台《关于进一步加强学校安全工作的实施意见》《滨州医学院安全工作责任制实施方案》《消防安全管理规定》等制度和规定；成立以校党委书记、校长为组长、分管校长为副组长、各中层单位负责人为成员的安全稳定工作领导小组；建立校级领导分工负责制和分片督查制度，明确各中层单位主要负责人是本单安全工作第一责任人，形成一级抓一级，层层抓落实的校园安全稳定的工作格局。

二是建立并不断健全突发事件快速反应机制，组织学习并认真执行突发公共事件、防汛应急、重污染天气、网络与信息安全突发事件、消防安全等突发事件的应急预案，为有效预防、及时控制和妥善处理学校各类突发事件提供有力保障，不断提高快速反应和应急处理能力，确保师生员工的生命与财产安全，保证正常的教学生活秩序，维护学校稳定。同时，学校高度重视外国留学生突发事件应急处理，成立留学生突发事件应急工作

领导小组，院长任组长，相关校领导任副组长，并严格执行《外国留学生突发事件应急预案》，确保留学生的生命、财产安全，维护国家安全和公共利益。

三是高度重视校园安全工作，做好日常消防巡查工作和记录工作，及时做好消防器材维修保养工作。工作中坚持定期检查与经常性检查相结合，认真查摆安全隐患并及时整改，确保消防设施、疏散通道等符合国家有关标准。坚持对灭火器等及时更换维修，并对损坏的安全出口指示灯、消防栓、消防水带、水枪等基础消防设施及时更换和维修。对学校配备有自动消防设施的高层建筑，学校按照消防机关要求交由具备维保资质的专业公司对自动消防设施进行维保，保障设施运行正常。学校对重点部位、重要区域、重点场所通过安装防护栏、防盗门、照明设施和加固围墙的方式，强化安全防范能力。2018年投入资金约30万元建设消防物联网系统，加强了高层建筑物自动消防设施的统一管理。投入资金53万元对全部学生宿舍加装无线烟感报警器设备，提升学生宿舍消防预警能力。2019年投入资金140万元对现有电视监控系统进行改造升级，使监控点位达到270余个，进一步强化了监控覆盖范围和效果。2019年拟投入资金近100万元建设消防可视化管理平台，使用技术手段监测消防水压和日常巡检等消防工作。

四是高度重视学生安全教育，充分利用校报、广播、网络、视频等各种宣传阵地和手段，通过发放安全知识手册、张贴安全标语通告、组织相应的专题安全讲座、安全技能培训、疏散逃生演练、安全知识竞赛、治安警情通报等方式多层次、多渠道、多形式开展安全知识、法律知识、应急处置等方面的教育培训，促进师生员工形成良好的安全行为习惯。学校还强化对大一新生的安全警示教育，将《大学新生报到安全指南》彩页随录取通知书一并邮寄给新生；每年为新生印制《安全知识手册》《防电信诈骗知识手册》《消防安全知识》彩页等安全教育材料，并通过购买服务的方式引入了"安全微伴"网络教育平台，切实提高新生安全教育效果。在入学军训期间，学校还协调消防机关到校开展"消防进军训"活动并开展疏散逃生演练。同时，每年邀请地方公安机关针对高校盗窃、诈骗、人身伤害等多发案件的原因、类型和特点为学生做安全教育报告。在每年的"消防宣传日""反诈骗宣传日"等重要节点开展消防、反诈骗等专项宣传教育活动，能够定期开展逃生等防灾演练活动。通过以上安全教育，使学生对校园安全有了更直观的认识，进一步增强了学生的安全防范意识。

五是坚持在重要场所张贴安全警示标识、消防设施使用说明标识等，严禁堵塞消防安全通道。在校园主干道施划了道路交通标线，设置了减速带、减速标识、警示标志等，加强对超标电摩和校园废弃自行车等的整治力度，在公共区域引导校园文明行车和停车，引导校内车辆严格遵守交通法规，促使校内车辆行车减速慢行，主动避让学生，进一步规范校园机动车、自行车有序停放，确保校园内道路交通安全、畅通、有序。2018年，学校投入资金56万元建设了烟台校区车牌识别交通门禁系统，加强对外来车辆出入校园的登记管理，通过以上措施严格控制外来车辆随意出入校园，确保了校内交通道路安全。

六是注重政治稳定工作机制的建立完善，严防境内外敌对势力和非法宗教势力的渗透破坏活动，进一步深化与"法轮功"邪教组织的斗争，坚持不懈地做好宣传教育和防控工作。学校还坚持对学生群体宗教信仰情况的调研统计，加强对校园有害信息安全监控工作，防止有害信息的传播。组织全校师生积极开展"反邪教—党员做先锋"主题教育活动，切实做好校园宗教渗透和防范工作。结合目前严峻的反恐工作形势，学校还制定了《反恐怖防范工作方案》，并为学校安保人员配备必要的反恐应急装备，为有效预防、控制和消除校园突发恐怖、暴力事件的危害，提高快速反应和应急处理能力提供了制度和物质保障。同时，邀请滨海派出所民警为师生做"反恐防爆"安全知识讲座，使广大师生对反恐形势、应急处置有了比较清晰的认识。

（二）强化校园安全管理，营造稳定和谐校园环境

为打造学校校园文化品牌建设奠定坚实基础，进一步深化"平安和谐校园"建设，滨州医学院制定并开展了一系列卓有成效的举措：

一是制定了《关于进一步加强学校安全工作的实施意见》《滨州医学院安全工作责任制实施方案》，并成立了安全稳定工作领导小组，进一步夯实了安全工作责任制落实的制度基础。

二是做好安全教育，开展《山东省学校安全条例》宣传教育工作，引入"安全微伴"网络教育平台，印发《安全知识手册》《防电信诈骗知识手册》《消防安全知识》等安全教育宣传材料，提高学生安全教育效果。

三是切实做好消防安全工作，每学期组织开展消防专项安全检查，及时维护消防基础器材设施和自动消防设施，确保完好有效；组织开展消防逃生疏散演练和灭火器等消防器材的使用培训，加强消防"四个能力"建设。落实"科技创安"工程，两年来总计投入资金430余万元先后完成两校区视频监控系统升级改造项目、消防物联网可视化管理平台系统、学生宿舍加装无线烟感报警系统和车牌识别交通门禁系统等重要技防设施项目，进一步完善了技防设施。

第三节　活力校园：书香倾卷青春好

一、深化综合改革，激发办学活力

在深化体制改革方面，滨州医学院一直不断前行。制定《滨州医学院章程》，作为全省首批5所高校获核准；完成"十二五"目标任务，编制实施"十三五"规划，深入推进综合改革，着力推进治理体系和治理能力现代化，制定完善《贯彻执行党委领导下的校长负责制实施办法》等制度125项，构建了务实管用的制度体系；两所直属附属医院实行法人治理结构改革。校院（系）两级管理体制改革不断深化，提升了院（系）办学自主性。人事分配制度改革与时俱进，实行养老保险和职业年金制度，教职医护员工收入水平不断提高。

滨州医学院第四次党代会的召开，让学校深化体制改革站在了新的历史起点。滨州医学院多措并举，坚持以改革为动力，秉承"充分论证、整体谋划、重点突破、有序推进"的方针，致力于完善管理体制和运行机制，致力于构建现代大学制度，着力推进学校治理体系与治理能力现代化。打造了一系列改革发展的重头戏，有效激活了办学活力。

（一）推进现代大学制度建设

坚持依法办学、依法治校、依法治教，完善以章程为核心的治理体系。严格落实党委领导下的校长负责制，健全党委统一领导、党政分工合作、协调高效运行的工作机制。坚持科学决策、民主决策、依法决策，严格执行民主集中制和回避、调研、咨询制度，优化议事规则和决策程序。处理好行政权力与学术权力的关系，健全学术组织体系，完善议事规程，把学术组织的决策、审议、评定、咨询等职权落到实处。充分发挥教代会、学代会作用，建立学校理事会，把民主监督、民主管理落到实处。明确职能部门职责边界和权力清单，完善管理规则和服务流程，提高执行落实能力；推进教学科研平台服务、共享、开放功能充分发挥；实施全面目标管理制度，完善绩效管理机制。严格落实院（系）党政联席会议制度和学术组织职权，提高院（系）集体领导、科学决策、民主管理的能力；探索二级学院取消行政级别改革。严格决策事项落实，强化督查督办、纪委监督监察、考核评价和责任追究。推进信息公开、党务公开、校务公开。

《滨州医学院章程》核准公布后，学校把对章程的宣传、执行和落实工作分别写入了2015年、2016年和2017年工作要点，写入了《滨州医学院"十三五"事业发展规划》和《滨州医学院综合改革方案（2016～2020年）》。学校印发了章程单行本发放给广大师生学习，通过《滨州医学院报》、校园宣传栏、官方微信公共平台等媒体进行广泛宣传，把章程专题学习列为教职工政治学习内容。学校依据章程着力推进规章制度"废、改、立"工作，初步建立起了制度化、规范化、高效化的较完善的制度体系，为学校完善内部治理体系、推进依法治校提供了基本准则和依据。

一是落实党委领导下的院长负责制，坚持党委的领导核心地位，保证院长依法独立负责地行使职权。健全党委统一领导、党政分工合作、协调高效运行的工作机制。贯彻民主集中制原则，坚持集体领导和个人分工负责相结合。健全议事规则和决策程序，强化监督机制，严格回避制度。

二是构建和完善以章程为核心的现代大学治理体系，理顺行政与学术的关系、集权与分权的关系，全面推进学校治理体系和治理能力提升。以章程为准则，建立健全管理决策和民主治校规章制度体系与组织机构，推进现行规章制度的"废、改、立、释"。修订完成的重要规章制度为：《滨州医学院党委会议制度》《滨州医学院院长办公会议制度》和《滨州医学院党政联席会议制度》《滨州医学院二级学院党政联席会议制度》《滨州医学院教职工代表大会实施细则》《滨州医学院学位评定委员会章程》《滨州医学院党委（党总支）意识形态工作责任制实施细则》等等。《山东省高等学校章程配套指导目录》所规定的 21 项基本制度，学校绝大部分已经修订完成。

三是明确行政权力与学术权力的关系，充分保障和发挥学术委员会等学术组织机构在学术事务中的主导作用，促进行政权力和学术权力相对独立、相互支撑。健全学术组织的体系架构，完善有关章程及议事规程。加强学术委员会自身建设，提高学术委员会的学术事务管理能力和水平，探索学校学术委员会日常工作机构设置形式。

四是深化内部管理体制改革。优化校内机构设置，按照集约精简和"大部门"制原则和方向，调整职能部门设置，明确职责边界和权力清单，继续控制机关管理人员比例；统筹学科、专业、平台建设，按照有利于学术发展的原则，调整设置二级学院。按照责权统一、重心下移的原则，进一步深化校院两级管理体制改革。认真落实二级学院党政联席会议制度。实行二级学院办学绩效与贡献度年度评估制度。完善校内收入分配激励机制。

五是充分发挥教代会、学代会在依法办学中的作用。强化教代会、学代会的民主监督作用。切实保障教代会对学校重大决策和重要工作的民主监督权利。建立健全教代会审议学校工做报告、学术委员会报告以及审查学校财务预算、决算的具体工作机制。推行二级学院教代会审议本学院重大工作制度。规范和完善学代会制度。加大教代会和学代会提案督办及公开力度。

六是积极探索构建社会深度参与的办学机制。建立学校理事会，加强对学校发展的咨询、协商、审议与监督。完善校友会工作，成立教育发展基金会，最大限度争取社会资源支持学校办学。完善信息公开制度，保障教职工、学生、社会公众对学校重大事项的知情权。

七是强化章程执行的监督检查。做好章程的宣传学习，提高贯彻执行的自觉性。章程是学校的根本大法和行动总纲领，对于推进依法治校、科学发展具有十分重要的意义。要认真学习章程、理解章程，掌握章程的基本内容和精神要求，把章程的贯彻落实到各项工作中。加强对章程执行的监管，确保章程的有效实施。特别是要建立监督机制、报告机制和申诉机制，明确监督的内容，重点监督治理结构上、学校决策上、制度制定上是否以章程为依据。要把章程的执行情况作为领导班子和领导干部年度述职的重要内容，章程执行情况要向教职工代表大会报告。

（二）推进管理体制改革

统筹优化两校区功能和布局，实现院（系）布局相对集中，公共教学、科研、实验（实训）平台布局更趋合理。按照集约精简原则和"大部门制"方向，调整优化职能部门设置；按照学科属性和有利于学术发展的原则，调整二级学院设置；按照医教协同原则，推进直属附属医院的临床学院制建设。科学核定各单位人员编制数量和比例。深化校院（系）两级管理体制改革，明晰权责清单。

（三）激发人事改革活力

近年来，滨州医学院紧紧围绕学校中心工作，围绕学校办学定位和发展思路，夯实人才强校战略，强化人才师资队伍建设，不断深化校内人事制度改革，深化人才体制改革，提升人力资源效能和活力。

1.深化管理体制改革，优化人力资源配置

进一步推进校院两级管理体制改革。完成了各学院2019年度工作目标责任书制定、签订工作，正在进行考核。以目标管理为重要抓手，明确校院（系）两级管理权限，提升学院发展的活力，激发学院干事的动力。结合学校改革的有关要求，进一步将公开招聘、岗位聘用、人员管理等工作的重心向学院、部门倾斜。

以人事制度改革为牵引，全力推动学校综合改革，为适应学校快速发展，调整了党政管理机构和业务科室设置，并进行了新一轮业务科室负责人聘任。根据工作需要，适时调配校内各级各类人员，优化人力资源配置，进一步充实加强辅导员队伍和思政课专任教师建设。

落实院（系）人事、经费、资源管理的主体地位。深化人事制度改革，建立科学的流转退出机制，实施按岗分类考核，完善重师德、能力、业绩、贡献的分类考核指标体系；探索建立团队综合评价模式；谋划推行职员制改革；减少编外人员数量。深化分配制度改革，实现多劳多得、优绩优酬、同工同酬。

2. 完善人才引进政策，大力增强引才吸引力

为细化学校人才引进办法，完善人才引进工作细节，出台了《滨州医学院专业技术人员年薪制管理考核办法》，在力求合理性和科学性的基础上，针对高层次人才年薪制的实施和管理进行了规范，增强了政策吸引力，对学校人才引进工作起到极大的推动作用。在提升人才待遇的同时，注重精神激励，通过教师节庆祝大会、泰山学者聘任仪式等形式，积极宣传高层次人才的成就，提升人才的荣誉感和使命感，在全校上下营造尊重人才的良好氛围。

3. 激发存量人才活力，实现人尽其才、才尽其用

制定出台了《滨州医学院专业技术岗位兼职管理岗位管理办法》，放宽申请兼职专业技术岗的身份限制，规定具有相应专业技术水平和意愿的管理岗位人员，经审批后均可以转为专业技术兼职管理管理岗位，从而扩宽了管理人员的职业发展路径，激发了人才从事专业技术工作的积极性，也为学校的学科建设发展注入了新的动能。

4. 构建项目化管理体系，提升内部管理水平

人力资源处主动更新观念，组织全处认真学习现代人力资源管理理论，积极构建学习型组织，不断强化部门内涵建设。根据部门工作繁杂、责任重大、时间要求高等特点，人力资源处以信息化建设为基础，建设了

基于 Web 和移动客户端的项目化协同平台，全面推行项目化管理模式。

一是将日常工作任务项目化，明确每一个项目的负责人、参与人、完成时限、完成标准，以项目化协同平台进行及时的动态更新和督促考核；二是通过任务优先级的定义和平台的自动提醒功能，将任务按照重要程度和紧急程度的"四象限法"进行合理安排，确保重要且不紧急的工作能够及时有效推进；三是通过项目化协同平台实现了部门的扁平化管理和工作的精细化管理。内部人员的层级被围绕任务的工作协作取代，人员一专多能的培养和工作中的协作意识大大增强，网络工作日志制度的实行提升了工作的透明度和自我督促意识，有效提升了工作效率和管理服务水平。

5.完善教师培训体系，帮助新教师上好"课堂第一课"

按照《滨州医学院新入职教师上岗管理办法》，完成新入职教师培训体系的搭建，形成新入职教师培训"1+1+1"体系。通过1个周的制度学习与环境融入 +1 个月教学基本技能培训和提升 +1 年的系统专业素养培养。帮助新入职教师了解学校基本情况，熟悉学校的基本规章制度，掌握基本的教学方法，具备基本的教学能力。通过 BOPPPS 培训班、教师午餐会、国内外访学研修项目、青年骨干教师项目等形式，提升教师教学水平，围绕教育思想与教学理念、课程建设与改革、教书育人能力提升等主题开展深入研讨。

学校正在进行绩效工资改革，旨在实现强化业绩、多元评价、优绩优酬、重点激励的目的。一是建立复合式薪酬体系。新的绩效工资方案采用"基本工资 + 基础性绩效 + 奖励性绩效"的三元薪酬模式，实现更大幅度的宽带浮动和更为自主的二级分配。在体现公平、竞争、激励的原则下，优化薪酬结构，建立向高层次人才和重点岗位倾斜的分配制度，突出激励因素的作用。二是实行年薪制或协议工资制。对部分优秀的高层次人才实行了年薪制，放宽考核周期，使其能够潜心从事科学研究，并于2019年出台了《年薪制人员管理办法》，对年薪制的发放和考核进行了明确规定。

（四）推进服务保障体系建设

按照"有所为、有所不为，强化重点、突出特色"的方针，建立集约连续的资源配置机制，集中力量办大事；实施固定资产、公用房屋定额分配、有偿使用的动态管理机制。加大教学经费投入，进一步改善教学基本条件。推进财务管理改革，加强开源节流，优化经费预算分配与管理，形成以质量和绩效为导向的竞争式资源配置模式。推进后勤服务综合改革，实现社会化、专业化、现代化。加强节约型校园和生态校园建设。加强基础设施建设，完成特殊教育示范园区建设，加快烟台河东校区建设，规划建设附属口腔医院、康复医院。建成烟台校区离退休职工活动中心和幼儿园。推进智慧校园建设，实现各业务系统、学校与附属医院之间互联互通、资源共用；推进图书馆、档案馆等公共服务平台信息化建设。

（五）加强校团组织改革

多年来，滨州医学院深入探索新时期团组织建设的新模式、新思路，加强学院校团委对学生会、研究生会的指导，支持学生会、研究生会依据章程开展工作，加强对学生社团的管理、引导、服务和联系，构建"多种模式、多重覆盖"的团建创新机制。学校先后召开第七次学代会和第一次研代会，深化学生组织改革，出台《滨州医学院学生社团管理办法》（滨医发〔2019〕47号），对学生社团进行"撤、改、并"，选优配强社团指导老师。

学校不断推进学生会组织向纵深改革，引导学生会勇于直面问题，深刻剖析自身问题，以保持和增强学生会组织政治性、先进性、群众性为目标，坚持立德树人，紧扣时代主题，突出问题导向，创新体制机制，积极探索新形势下学生会工作的新思路新方法。加强管理，从严监督。遵循服务同学，提升自己的工作原则，坚持日常工作按规章，举办活动循流程的工作理念。组织内部成员学习并讨论《滨州医学院学生会章程》，对章程的修订形成草案。校学生会积极响应号召，认真学习《中国共产主义青年团章程》、严格遵守团纪，要求各学生干部加强思想道德建设，维护良好校风学风，为全校学生做好表率。规范学生组织换届流程，健全相关制度，加强内部管理，提高服务意识，严肃考核评比，使学生会的各项工作进一步制度化、规范化。

多年来，滨州医学院学生会始终践行"仁心 妙术"的校训精神，秉承"全心全意为同学服务"的宗旨，坚持"团结、高效、创新"的组织文化和"统筹、务实、沟通"的工作理念。围绕学校中心工作，从思想引领、素质拓展、权益维护、文化建设等方面积极做好各项工作，服务广大青年学子德智体美劳全面发展。拓宽服务渠道，切实维护权益。学生会作为学校联系同学的主要部门，肩负着服务学校工作大局和维护学生合法权益的重要使命。学生会要做到上情下达、下情上传，争做值得信赖的沟通桥梁，切实增强学生会组织在广大同学们心中的向心力和凝聚力。要立足于多年来与各学院合作的基础，进一步加强对各学院学生会和班委会的指导，构建"校、院、班"三级联动机制，更好地开展学生权益维护工作。

第六次学代会以来，校学生会鼓励、支持、指导、监督各院（系）学生会、班委会有方向、有重点地开展工作，激发了全校各级学生组织的活力，各院系学生工作都形成了各自的品牌和特色。一是坚持正确方向，深化改革攻坚。坚持学生主体地位、坚持依法依章程开展工作、坚持问题导向深化改革的原则，把各项改革任务落到实处，不断增强学生会组织的政治性、先进性和群众性，聚焦青年同学精神成长、学习生活、成才发展、权益维护等方面的需求。二是积极正确引领，加强思想建设。进一步加强思想政治引领和价值引领，开展中国特色社会主义和中国梦宣传教育，引导青年学生不断增强"四个意识"，坚定"四个自信"，做到"两个维护"，提升思想素质和业务能力，着力培养具有理论和实践自觉的青年领军人才。三是立足实际需要，切实开展服务。坚持"从同学中来，到同学中去"的理念，时刻牢记"全心全意为同学服务"的宗旨，做好广大同学的代言人，积极参与到学校建设发展的各项工作中。四是建立学生会开放的工作体系，工作多征求广大同学的意见，赋予同学更多地参与学校和学生会工作的机会。要深入同学们中及时了解思想动态、关注需求、激发热情、创新形式，积极拓展服务渠道，加强校园文明建设，构建和谐校园，营造良好的育人环境，促进学生全面提高文明素质。

二、立足解疑疏困，释放师生活力

（一）不断完善服务师生制度，强化信息反馈和矛盾调处机制

滨州医学院坚持校领导接待日制度并不断完善，每周四下午由1名校领导负责接待师生员工的来访，深入了解师生员工的思想动态，切实解决师生员工在工作、学习、生活等方面存在的问题；执行领导干部联系学生班级制度，通过联系辅导员，参加班会、班委会、座谈会、主题教育活动，关注特殊学生，及时了解班级学生情况，帮助做好学生思想教育工作，积极帮助解决实际问题和困难；出台并不断完善《关于改进工作作风密切联系群众的实施意见》《教职工遗属生活困难补助发放管理暂行办法》学生临时困难补助管理暂行办法、奖学金评定办法、学生综合素质测评办法、学生奖学金管理实施办法、学生先进个人和先进集体评选办法、研究生奖学金管理暂行办法、研究生困难补助金实施细则、研究生助理岗位管理暂行办法、外国留学生奖学金管理办法，解决师生生活、学习中的困难。

滨州医学院落实和完善团代表大会制度、学生代表大会制度、教职工代表大会制度。2019年学校各团总支（团委）均召开二级学院团代会、学代会，在此基础上学校成功召开第五次团代会、第七次学代会和第一次研代会，切实发挥学代会、学生组织在校园治理中的重要作用，强化集中反映学生意愿和代表学生利益的职能，及时收集、听取涉及广大同学切身利益和普遍诉求的问题，及时跟进推动问题解决；每年定期召开教职工代表大会，聆听教职工心声和诉求并解决问题；成立滨州医学院学生申诉处理委员会，做好学生申诉处理工作；出台人事争议调解工作办法，公正及时处理人事争议，保护当事人合法权益，维护学校正常工作秩序，促进人事关系和谐稳定。

（二）加强新媒体综合服务平台建设，强化精细化服务能力提升

随着5G时代的到来，以互联网为代表的新媒体已影响到社会各领域。青年大学生自带网络基因，他们的价值取向、道德观念与行为模式等深受

影响。依据这一发展语境，滨州医学院积极探索运用新媒体开展工作的新载体、新路径，抢占互联网条件下引领和服务师生主动权，强化互联网＋思维，加强"融媒体中心""新媒体联盟""E梦园"等校园新媒体建设，占领网络思想政治工作新阵地，服务学生成长、反映师生呼声、回应师生诉求、维护师生权益。完善融媒体管理模式，畅通融媒体中心和新媒体联盟运行，完善以新媒体中心、广播电视台、文宣创意孵化中心三大平台为主题的"中央厨房"建设，形成具有引领性、凸显服务性、彰显辐射性、注重创新性的校园融媒体传播生态。加强"智慧校园"建设，强化网络舆情监控和研判，建立网上舆情监测防范管控体系，及时了解掌握师生的思想动态，发现苗头性、倾向性的问题，及时采取引导处置措施，及时解疑释惑、回应关切，营造清朗的网络空间。

2019年，滨州医学院开发"E梦园"微信小程序3.0版，实现各部门数据联通共享，小程序功能与同学们学习生活密切相关，涵盖校园卡记录、热点话题讨论、图书借阅信息、个人课表查询、空教室查询、成绩查询、一键报警等，使用方便，效果良好。自运行以来，"E梦园"平台共接收利益诉求6536件，问题解决率为98.7%。同学们把"E梦园"当作自己校园生活的亲密伙伴，有了苦恼来倾诉，有了困难寻求帮助，有了困惑请求解答，有了想法建言献策。"有事就找E梦园"已成为滨医最深入人心的流行语。

（三）强化困难帮扶，温情走访慰问

1. 强化困难帮扶。学校建立健全青年学生帮扶服务体系，针对经济困难、学习困难、心理困难、社会交往困难、上进心不足等学生群体，开展有针对性的帮扶活动；设立烟台市首个大学生重特大疾病爱心救助基金，累计发放救助款32.5万元，帮扶患病学生9名；对接烟台市潍坊商会，发放助学金29.8万元，资助困难大学生149名；关注新生群体，编印《青春导航》系列手册，帮助学生在刚入校阶段做好学习规划、熟悉校园生活。

2. 温情走访慰问。学校每年年初和年中定期赴省派"第一书记"包帮村走访慰问老党员和困难群众，春节前夕看望慰问一线职工、留校学生和离退休人员，向他们致以新年问候和新春祝福，送去春节礼物，为生病、生产教职工提供慰问补助，尤其是在抗击肺炎疫情期间，校领导车先礼、王滨、李文喜、白咸勇、吕长俊、孙祥军分别在滨州、烟台校区率队看望慰问医院抗击疫情一线医务工作者及家属、一线职工及留校学生，以亲切的交谈和真诚的慰问送去了春风般的温暖和关怀。

（四）切实解决师生实际困难，贴心回应合理诉求

1. 滨州医学院致力于解决教职工子女上学的问题。2017年底开始投标建设滨州医学院烟台校区幼儿园，至今已顺利建成开业，滨州医学院每年定向资助5000元；联系烟大附小、烟大附中，使教职工子女有机会到烟大附小、附中就读，每年定向向烟大附小资助5000元。

2. 滨州医学院关注教职工身心健康和婚恋需求。定期举办运动会、联谊会、友谊赛，组织登山、健步行等活动。推进"三个校园"建设以来，先后举行2017年青年教职工亲子运动会、婚育健康知识讲座、"喜迎十九大"教职工秋季登山活动、庆祝党的十九大师生足球友谊赛、2018年春季教职工"健步行"活动、2018年秋季教职工登山活动、2018年"可口可乐"足协杯赛、2019年亲子足球嘉年华活动、2019年教职工气排球比赛、驻烟高校及有关单位青年职工联谊会、欢送2019届毕业生师生足球友谊赛、2019年教职工秋季登山健步行活动、2019年教职工乒乓球比赛，扩大教职工的交际范围，丰富教职工业余文化生活。

（五）加强思想政治状况调查，精准帮扶提升工作实效

滨州医学院坚持定期开展教职工思想政治状况调查研究，注重调查研究的方法、过程、结果，着力解决实际问题。

调查研究方法一方面通过问卷、走访、谈话等传统形式面向师生展开思政调研，另一方面利用大数据分析梳理存在于教职工和学生中间的实际问题，按照生活、学习、工作、心理等进行分类，针对共性和个别问题进行排查，为下一步精准施策提供基础依据，有针对性解决教职工思想困惑和实际困难，做好舆情研判和分析，对不良话题、不良评论、负面舆情等第一时间请示汇报处理，为学校有针对性解决教职工思想困惑和实际困难

提供有效参考，确保校园安全稳定。调查研究过程中坚持"三个到底"。坚持身子沉到底，以"身人"求"深入"；坚持问题见到底，以"找题"引"破题"；坚持工作踩到底，以"调研"促"工作"。校领导班子成员带头落实"一线工作法"，按照"四不两直"要求，做到"三个注重"，即注重把维护师生的根本利益作为调研活动的出发点，全面准确地了解实际情况；注重把切实可行的建议作为调研活动的着力点，为师生解决实际问题；注重要把整改提高作为调研活动的落脚点，抓好督促落实工作。深入分管领域和基层开展调研，同师生面对面交流，倾听心声呼声，征求意见建议。

2017年3月9日，滨州医学院召开2017年青年教职工思想政治工作座谈会，各部门、院（系）青年职工代表30余人出席会议，青年教师代表踊跃发言，结合自身工作实际，就加强教职工思想政治工作、建立科学分类考核机制、拓展青年教师发展空间、加大教师培训与交流、精简行政审批程序、加强校园网络信息化建设、助力青年教职工发展等问题展开热烈讨论，并提出了建设性的意见和建议；2017年5月26日，滨州医学院在烟台、滨州两地同步召开贯彻落实全省高校思想政治工作精神座谈会，与会人员结合学习体会和工作实际，就贯彻落实会议精神，进一步加强和改进思想政治工作进行了深入交流，提出了意见和建议；2017年9月21日，滨州医学院召开推进思想政治工作调度会，与会人员就实施意见进行了交流和探讨，并从领导机制、工作待遇、人才招聘、人事管理、组织生活等方面提出了意见和建议；2017年9月28日，滨州医学院召开全校思想政治工作会议，深入贯彻落实全国、全省高校思想政治工作会议精神，研究部署学校思想政治工作。会后，大会还分为四个小组在烟台、滨州两校区同步进行分组学习研讨，围绕党委书记车先礼同志的讲话和《关于加强和改进新形势下思想政治工作的实施意见（征求意见稿）》等文件进行了深入交流和研讨，与会人员畅所欲言，献计献策，达到了推进工作的目的；2019年3月22日，滨州医学院召开思想政治理论课教师座谈会，学习传达习近平总书记在学校思想政治理论课教师座谈会上的重要讲话精神，广泛听取思政课教师意见建议，探讨进一步提高思政课教学效果的方法和举措，与会思想政治理论课教师代表积极发言，介绍了各自课程教学情况，围绕如何提升思想政治理论课课堂教学效果、如何将思想政治工作贯穿教育教学全过程等问题谈了自己的体会，针对我校目前在思想政治理论课教学中的难点、课堂教学模式改革、教学评价体系改革与完善等问题提出了意见和建议；2019年3月25日，滨州医学院根据教职工对国内外大事关注度、工作满意度、周围现象评价和存在的困扰问题等，设计制作教师状况动态调查问卷，并利用问卷网向在校教职工发放，回收调查问卷166份，得到建议反馈156条。

滨州医学院从调查研究中发掘出重要信息，凝练总结并采取有力措施，开展精准帮扶。针对学生群体，滨州医学院融合七个校园网络平台创建"E梦园"思政服务平台，集学生思想信念与思想教育、能力建设与人格养成、成长服务与事务管理为一体，以帮办服务为入口，打通师生心灵交流新渠道；针对教职工群体，依托学校家园网群，由教务、人事、后勤等部门人员担当值班员，及时有效地反馈和解决教职工各种诉求。切实解决全校师生的实际问题，是思政宣传工作的生命力之本。针对学生群体，推出"精准提升工程"，对应成绩优异、学习困难、约束力差、有心理障碍和创新创业五种类型同学分别实施"卓越工程"、"提升工程"、"强基工程"、"阳光工程"和"双创工程"，实现"精准提升"和"三全育人"深度融合；针对教职工群体，推出全校党组织"指导服务全覆盖"体系，对应"精英引领型""骨干创新型""普通提升型"三类教职工，由学校党委成员、全校层面党组织、学院层面党组织进行分级指导、全员挂钩、对标提升，实现党组织与教师思政工作无缝对接。

（六）主动深入一线，及时发现解决问题

滨州医学院先后开展"大学习、大调研、大改进"工作、新时代本科教育教学大讨论、"不忘初心，牢记使命"主题教育工作，期间专题调研着力解决问题。学校定期到省派"第一书记"帮包村慰问调研，每年开学季实行领导干部听课制度，各院（系）在开学季举办学生及家长见面会，定期深入教室、宿舍、教研室调研师生实际问题，定期赴实习基地走访调研，各部门定期深入一线调查研究，及时发现、主动解决师生的实际困难和问题。

2018年3月28日，滨州医学院"大学习、大调研、大改进"工作启动，学校各部门院系边学习讨论、边调研排查、边改进提升，坚持问题导向，制定好具体落实方案，量身打造务实管用的措施载体，以"大学习"解决好思想与能力的问题，以"大调研"解决好出路与措施的问题，以"大改进"解决好理念与成效的问题，通过巡回检查、走访调研、现场查看、随机抽查等多种形式，及时发现和解决问题，系统梳理汇总调研成果，转化为推进工作的思路举措。

2019年9月11日，滨州医学院"不忘初心、牢记使命"主题教育正式启动，深入开展调查研究，着力解决关系师生切身利益的实事、难事和堵点、痛点问题，重点解决制约学校改革发展的瓶颈、梗阻问题。学校党委在主题教育启动之前，就按照"先行一步、提前对标"的工作思路，把边学边改、以学促研、以研促查、以查促改作为工作方向，抓好"头雁效应"。针对学校重点工作展开暑期调研，形成了30项重点工作，经过梳理，整理出14个调研问题，并对调研任务进行了细化和分工。为了防止"作秀式""盆景式"调研，临床医学院党委设立征求意见箱，开展调查研究；药学院党总支开通学生问题反馈邮箱、情感心理问题邮箱、你问我答邮箱、"书记在线"邮箱、党员邮箱四个邮箱，针对不同师生群体，广泛征求意见。

2017年1月22日，院长王滨、党委副书记李文喜赶赴无棣县车王镇，到学校新一轮"第一书记"派驻村进行前期调研工作；2017年9月4日，校党委组织部部长周连顺，滨州校区管委会综合办公室主任、滨州附院党委副书记王学武，到省派"第一书记"帮包村慰问调研；2018年1月31日，院长王滨、党委副书记李文喜一行来到无棣县车王镇，代表学校慰问"第一书记"帮包村的困难群众，看望贫困学生；2018年6月2日，学校组织部部长周连顺、滨州校区管委会综合办公室主任、滨州附院党委副书记王学武一行，到省派"第一书记"帮包村调研慰问；2019年1月23日，滨州医学院院长王滨、纪委书记张宗伟一行来到学校选派"第一书记"帮包村无棣县车王镇东屯村、大杨村、刘家邢王村，代表学校慰问"第一书记"帮包村的困难家庭，看望贫困学生，详细了解困难群众家庭状况、存在困难、对接的帮扶措施和效果，并听取他们对"第一书记"扶贫攻坚工作的意见和建议，对"第一书记"工作开展状况、脱贫攻坚情况、第一书记生活情况及下一步的工作打算等进行了深入调研；2019年5月9日，滨州医学院党委书记车先礼来到滨州市沾化区黄升镇，走访慰问学校第四轮派驻"第一书记"，调研派驻村庄基本情况，实地查看"第一书记"工作和生活环境，听取村里干部群众的意见和心声，强调要结合村庄实际，发挥学校、附院资源优势，制定切实可行的帮扶方案，发展产业，使村民致富。

2020年2月24日，滨州医学院本科生"线上教学"顺利开课。上午，校领导车先礼、王滨、李文喜、白咸勇、马东太、吕长俊、王广成、孙祥军、周连顺、张玉龙及教学相关部门、各院系负责同志，分别进入不同线上教学平台进行"看课"，并与师生线上互动。"看课"结束后，党委书记车先礼与教学部门、质量评价部门有关负责同志进行了座谈，详细了解"线上教学"组织运行情况、师生反映情况和效果评价情况，强调要及时了解师生在"线上教学"中反映的诉求和遇到的问题，按照预案及时予以解决，确保"线上教学"质量。

2019年6月21日，副院长吕长俊到淄博教学医院、教学基地走访调研临床教学工作，分别与医院分管教学工作的领导、负责人和老师进行座谈，对学校近几年的发展情况、学生培养情况、人才与科研政策等内容进行简要介绍，针对今后的教学基地建设工作、教学运行和科研合作与医院进行深入交流，详细了解大家的工作和生活情况，深入学生教室、宿舍了解同学们的生活和学习情况，征求同学们对基地条件改善的意见和建议，并针对基地的基础设施情况进行实地考察，对教学基地下一步建设改造和设施设备更新提出了指导意见。

2018年11月，临床医学院开展"深入教室、深入宿舍、深入教研室"

活动，推进学风建设和学生学业提升，党委书记冯卫红、副书记李梅与全体辅导员，通过随堂听课、随堂自习、巡查、走访宿舍、与教研室老师交流等方式，对学生在学习生活中存在的问题进行了深入的了解，对于能够解决的给予了及时的解决，不能马上解决的，在向学生做好解释工作的同时积极向有关部门反馈，为学生全身心投入学习提供坚实助力。

（七）深化扶贫助困，实施"温暖工程"

滨州医学院始终把对家庭经济困难学生的帮扶放在学生工作的重要位置，构建精准化、温情化的资助育人价值体系，确保学生资助工作覆盖学生从入学到毕业离校的全过程。认真完成奖、助、勤、贷、补等各类常规学生资助工作，推进依法资助、精准资助和温情资助；设立受灾学生、孤儿等6个专项资助，发放爱尔助学金等多个社会资助；实施筑梦成长计划，对210名家庭经济困难学生进行技能培训；筑梦爱心服务队累计活动37次、开展志愿服务近3000小时；开展辅导员暖冬家访行活动，走进家庭，传递温暖；开展爱心超市捐赠、校园资助政策宣传、学生资助宣传大使等工作。2019年在山东省"爱心传递"优秀典型评比中，获得优秀组织单位奖1项，优秀案例奖1项，优秀学生1人；在山东省"奋进新时代资助人物"评选中，1人获"励志之星"优秀学生奖。

三、丰富文体活动，充盈青春活力

（一）积极举办多样式校园活动，打造学校特色活动品牌

1.科技文化艺术节。为深入贯彻落实习近平新时代中国特色社会主义思想和党的十九大精神，搭建把握时代脉搏、聆听时代声音、具有青年特色的大学生校园科技文化艺术活动平台，增强大学生的综合素质，激励青年学生争做担当民族复兴大任的时代新人。滨州医学院定期举办大学生科技文化艺术节。活动以习近平新时代中国特色社会主义思想为指导，践行社会主义核心价值观，坚定文化自信，丰富校园文化生活，培养和提高大学生的学术科研素养、文化艺术品位、实践创新能力，通过健康向上、丰富多彩的活动，营造"仁爱"校园文化氛围，引导青年学生健康成长成才。

滨州医学院科技文化艺术节结合专业特色和工作实际，努力实现活动内容的高雅性、活动覆盖范围的最大化，通过组织开展系列活动，营造活跃浓郁的科学和人文精神氛围，打造入时、新颖、富有滨医特色的科技文化艺术活动品牌。

大学生科技文化艺术节作为我校校园文化品牌项目，是丰富学生校园文化生活，促进青年学生成长成才的重要载体，也是提高大学生综合素质的重要途径，各团总支（团委）要切实加强领导，结合实际，精心策划、周密安排、认真部署，积极组织筹备各项活动，力争将本届科技文化艺术节办成一届创新性强、立意高远、内容丰富和格调高雅的大学生校园文化盛会。

滨州医学院通过科技文化艺术活动不断活跃第二课堂，增进文化育人效果。充分利用网站、微博、微信、QQ、抖音等现代媒体加强活动宣传，营造良好氛围，强化活动效果。学校专门建立大学生科技文化艺术节专题网页和微博话题，集中展示各学院活动开展情况。活动紧密围绕主题，确保各类活动健康向上、清新高雅，引导学生求真、致善、尚美，杜绝形式主义，力戒内容浮浅。该活动进一步强化了校园文化活动精品意识，不断凝练优化学院特色精品文化项目，推动学校文化建设发展。

2. "校园健康促进"活动。为落实"推进健康中国建设"的宏伟目标，夯实"健康第一"的思想基础，帮助青年学子掌握健康知识、树立健康理念、养成健康生活方式，进一步提高生活质量，营造健康、文明、和谐、温馨校园，滨州医学院积极开展各类"校园健康促进"活动。活动着力于开展健康生活方式教育、宣传工作，定期举办有针对性的健康生活教育讲座、校园健康科普展、健康大讲堂，开展大学生志愿者防治艾滋病与结核病知识宣传工作项目，帮助青年学子消除有害健康的不良行为习惯，掌握疾病防治、急救互救、人际交往、心理健康、膳食营养、运动与健身等方面的知识和技能，养成科学、文明、健康的生活方式，为终生健康打下良好基础。

同时，滨州医学院发挥医学专业优势，主动服务地方，加强学校与政府、社会健康互动，与社区、卫生机构联合开展健康相关活动，积极争取社区支持，共享体育文化场地、设施等资源，共同创造学校周围环境清洁安静、交通和治安安全，取得了良好的社会效果。

3. 优良学风建设活动。多年来，滨州医学院以解决学风建设中存在的突出问题为突破口，以学生学习习惯养成和长效机制构建为重点，坚持教育引领与管理服务、问题导向与目标导向、学校教育与自我教育相结合，按照"建章立制保学风、深化教育引学风、规范管理立学风、文化活动促学风、典型示范带学风、阵地建设塑学风"的工作思路，围绕课堂出勤率、四六级通过率、考研录取率、执业医师通过率、就业率等具体工作指标，扎实推进优良学风建设。

一是出台《关于进一步加强和改进学风建设工作实施方案》，从5个方面20项具体举措对学风进行建设；制定和完善《滨州医学院学生管理规定》《滨州医学院学生学业警示暂行办法》《滨州医学院学生综合素质测评办法》等制度文件20余项；修订院（系）学生工作目标管理考核指标体系，把学风建设内容纳入考核评价，进一步完善学风建设制度体系，为优良学风构建提供保障。

二是开展以"理想、信念、责任、使命"为内容的主题教育活动。多角度、多层次地对学生开展专业思想教育，有计划、有步骤地对学生进行职业生涯指导；实施基础文明、生活习惯和学习习惯的养成教育；加强考风考纪的宣传和教育，严格落实辅导员深入考场巡查制度；深入见习、实习医院做好学生思想引导、学习服务和生活关心等工作，组织协调专业教师深入考研学生开展考研专业辅导，引导学生坚定理想信念，增强专业认同，合理规划人生，提高学习的主动性和诚信度。

三是加强"五文明"（课堂文明、举止文明、网络文明、宿舍文明、食堂文明）和"五无"（上课无旷课、活动无缺勤、平时无违纪、考场无作弊、住宿无晚归）创建活动；推行无手机课堂、课前十分钟工程等举措；开展考风考纪教育活动；建立辅导员随堂听课、与任课教师、家长联系沟通机制；实行学生学业预警谈话工作机制；推行辅导员所带班级学生考试成绩备案制度，进一步规范学生日常管理，实现学风管理常态化。

　　四是邀请知名专家、学者、优秀校友等举办学术报告和专业讲座；组织开展与专业学习密切的竞赛活动、社会实践活动和科技活动；提升大学生科技文化艺术节、大学生科技创新项目、"挑战杯"课外学术科技作品竞赛、大学生职业生涯规划入赛、"互联网+"创新创业大赛等活动质量和覆盖面，进一步浓郁学风氛围。

　　五是举办奖学金评选答辩会，开展"学风建设优胜班"评选、优秀学生先进事迹巡回演讲、大学生励志讲坛、校友论坛等活动，编印《国家奖学金获得者风采录》《优秀毕业生考研就业经验分享录》等材料，实施优秀学子结对帮扶活动，进一步发挥先进典型示范引领作用。

　　六是选好班干部和宿舍长，发挥班干部和品学兼优的学生在其中的引领带动作用；鼓励在班级中组建兴趣学习小组；深入开展"教室文化建设""五星级宿舍创建"等活动；在学生宿舍区开辟自修室；加强基层学生党支部在学风建设中的作用；强化教学医院学生教育管理，推动学生自觉、自律意识和学习习惯的养成，营造班级和宿舍热爱学习、崇尚先进的浓厚氛围。

　　七是将"仁心 妙术""滨医精神""残健融合""仁爱文化""大医精诚"教育特色资源融入学生教育管理服务的各个环节，开展"国学达人"挑战赛、科技文化艺术节、滨医大讲堂、高雅艺术进校园等品牌文化活动，发挥校园文化对学生思想和品格涵育作用；加强"一院一品"文化品牌建设，推动院（系）围绕专业特点，深化教育内涵，凝练教育特色。近年来，形成了临床医学院"未来医生培育工程"、口腔医学院"三生教育"主题活动、护理学院"魅力天使修炼营"、中西医结合学院"国医节"活动、外国语与国际交流学院"国际文化节"、老年医学院"当我老了"等具有一定影响的子品牌项目，两案例被评为"山东省大学生思想政治教育优秀工作案例"，多个项目被评为山东省高校校园文化成果奖。

　　（二）深入开展社会实践活动 构建分层次支援服务体系

　　滨州医学院青年志愿服务工作紧密围绕团省委的工作要点和学校的办学定位，牢牢把握新时期志愿服务工作的规律特点，以"奉献、友爱、互助、进步"的志愿服务精神为统领，倡导学子利用专业特长、整合社会资源、拓宽服务渠道，有效推动志愿服务向专业化、阵地化、社会化方向发展，不断提高志愿服务活动的影响力和凝聚力。

1.志愿服务。一直以来，滨州医学院不断完善志愿服务分类指导体系，以重大活动为载体，助力学生专业技能实习；以常态活动为契机，拓展共青团工作内涵和外延；以品牌活动为引领，营造志愿服务良好氛围；以活动成果为基础，提升志愿服务理论水平。经过多年探索与实践，成功构建出由低年级到高年级分层次"志愿服务型——专业体验型——专业服务型——就业职业型"志愿服务工作体系，打造出"承光心汇器官捐献服务队""蓝丝带特殊儿童志愿服务队""南丁格尔志愿服务队"等具有滨医特色的志愿服务活动品牌。服务理念上，从简单的做好人好事向社会化融入转变；管理机制上，从分散自主型向专业规范型转变；服务方式上，从简单劳动型向专业服务型转变。已经基本实现了我校志愿服务工作"规范化运行、项目化运作、品牌化提升、专业化发展"的最初构想。

如今，"志愿服务"已成为滨州医学院"第二课堂"育人的重要平台，青年志愿者的足迹不断延伸，从校园内、烟台市、滨州市、山东省，到甘肃、青海、新疆、西藏、内蒙古、广西、贵州、四川等西部地区，处处都活跃着他们的身影。在社区义诊、导医宣教、帮困助残、疾病防控、无偿献血、交通协管、应急救援、关爱空巢老人、关爱农民工子女、新媒体接力、大型赛事服务、文明和谐校园共建、勤俭节约计划养成等服务领域，都能看到他们的奉献与付出。滨医青年的先进事迹获得了主流媒体的多次报道，赢得了社会各界的广泛好评。4个项目荣获山东省青年志愿服务项目大赛银奖，5个项目获铜奖，8个志愿服务集体，147名青年志愿者获省级表彰。

值得一提的是，滨州医学院作为烟台市唯一一所本科医学院校，多年来在服务地方工作中，充分发挥自身的医疗资源优势，常年开展义诊普查、健康知识宣讲、急救救援保障等医疗志愿服务项目，取得了良好的社会效应。

2. 社会实践。"知识是珍宝，但实践是得到它的钥匙"，社会实践活动是当代大学生运用知识、施展才华、磨炼意志、实践成才的大课堂，是广大青年学子传播现代文明、弘扬科学精神的重要途径，是一项顺应时代发展潮流、符合学生成长需要、深受人民群众和青年学生欢迎的品牌教育服务活动。

一直以来，滨州医学院积极响应团中央"三下乡"号召，坚持"受教育、长才干、做贡献"的宗旨，按照"按需设项、据项组团、双向受益"的原则，组织学生紧紧围绕基层经济社会发展和干部群众生产生活中的实际需求开展实践服务活动，努力扩大活动的覆盖面、提升活动实效性，力争取得良好的育人成效和社会效益。

暑期社会实践活动由滨州医学院校团委组织实施，各院（系）团总支（团委）和学生会具体开展，针对"上级重大决策、政府着力推进、群众普遍关心"的重点难点问题，坚持社会实践与专业学习相结合、与素质拓展相结合、与就业创业相结合，开展政策宣讲、教育关爱、医疗服务、校友寻访、红色经典学习、科技兴农帮扶、文化艺术展演、就业创业发展、美丽中国调研等多项活动，不断加强大学生社会实践的主题引导、过程指导。

在实践活动的具体开展中，各级团组织以立德树人为根本，以增强学生的社会责任感、创新精神和实践能力为目标，形式不断创新、内容日益丰富、层次逐步提高，不断规范、健全社会实践工作机制及考核评优机制，实现"按需设项、据项组团"；不断扩大实践成果的覆盖面，实现"一人实践，多人受益"；不断引导实践者对实践成果进行长线研究，实现"一次实践，长期受益"。

近年来，滨州医学院成功组建154支国家级、省级重点团队，立足省内面向全国，在推动学校发展、促进社会和谐的实践中取得了突出成绩，形成了滨医特色，产生了良好的社会影响，学校荣获全国"三下乡"社会实践活动"优秀组织单位"，7支实践队获国家级表彰，79支实践队、106名指导教师、293名同学获省级表彰，人民网、光明网、《中国教育报》、中国青年网、团中央学校部官方微信等20余家媒体给予广泛报道。最为重要的是，参加的同学们在实践活动中学到了教室内、书本上学不到的东西，经历了人生中印象深刻的场景和画面，这些都会成为同学们一生的财富。

实践前的安全保障工作必须做好，才能确保实践活动安全、有序、顺利地开展。滨州医学院高度重视社会实践的安全工作，并切实采取了以下5方面措施来完善好此项工作。一是各院（系）成立社会实践活动领导小组，把安全工作作为整个社会实践活动的核心工作来抓，加强安全教育，健全保障措施，明确安全责任人，各项安全措施落实到位，确保参加社会实践师生的人身、财产安全。二是各院（系）在社会实践团队出发前，开展社会实践安全教育大会，确保安全意识入脑入心。针对暑期社会实践活动中应当注意的安全问题，如人身安全、财产安全、交通安全、饮食安全等进行预防应对与自救技能的培训，传授安全防护知识，提高安全防范能力。三是各院（系）建立暑期社会实践团队备案制度，并做好专门的安全预案，加强团队成员日常教育管理，全面掌握社会实践进展情况，校级团队需向校团委提交备案表。四是各院（系）建立暑期社会实践值班制度，安排专人负责，每日汇总院（系）各团队安全信息，如遇突发事件，第一时间向院（系）社会实践活动领导小组、校团委通报。五是各院（系）组织所有参与社会实践活动的学生统一购买保险，并签订《社会实践个人安全责任书》。

实践过程的顺利开展与有序推进，是确保社会实践活动取得育人实效的核心所在。滨州医学院高度重视"三下乡"社会实践活动的组织开展，把它作为加强和改进大学生思想政治教育的重要途径，作为实施共青团"第二课堂成绩单"制度的重要内容，各级团组织及团队指导教师注重引导学生将社会实践活动与党团共建相结合、与社会观察相结合、与专业学习相结合、与就业创业相结合、与公益服务相结合，不断提升青年学生解决实际问题的能力和承担社会责任的能力；注重引导学生将社会实践活动与大学生创新创业训练计划项目、科研创新立项项目等相结合，鼓励学生积极参与专业教师的科研课题，利用实践活动进行数据采集分析等社会调查环节，不断探索建立适合学生参与的、体现院（系）特色与专业特点的社会实践活动。

良好的实践活动开展取得了良好的社会效果,增强了社会影响力和美誉度,让滨州医学院的社会实践在全国高校方阵中占据了一席之地。2016年12月,滨州医学院联合首都医科大学、北京中医药大学、南京医科大学、温州医科大学、南方医科大学、重庆医科大学等高校发起并成立全国医药类高校共青团工作联盟,全国27个省(区、市)62所医药类高校为联盟首批成员单位。由于社会实践活动开展得出色表现,滨州医学院被选举担任联盟首届理事长单位、秘书长单位。滨州医学院作为全国医药类高校共青团工作联盟理事长单位、秘书长单位,切实履职尽责,组织开展"健康扶贫青春行"全国大学生暑期社会实践专项活动,被团中央青年发展部授予"优秀组织单位"荣誉称号。

(三)引导师生参与体育锻炼,营造健康运动氛围

多年来,滨州医学院始终把提升学生健康素养和体质健康水平摆在重要位置,不断深化体育教学改革,不断完善体育基础设施,广泛开展群众性体育活动,学校体育工作取得了新的成绩。2018年,滨州医学院在全省大学生运动会中获最佳运动员2人并获"最佳组织奖"荣誉称号,获烟台市全民健身运动会大学生健美操比赛一等奖,在烟台市第五届残疾人运动会上取得了7金10银4铜的佳绩;《国家学生体质健康标准》测试合格率连续六年达到97%以上。2019年,滨州医学院继续进一步加强校园体育文化培育,继续开展"三走"主题群众性体育活动,打造"迎新杯"系列体育竞赛、校园吉尼斯、教职工广播体操比赛等体育活动品牌,引领健康生活新风尚,实现强身健体与全员育人的有机结合。

多年来,滨州医学院严格遵循党的教育方针,紧紧围绕"德智体美劳"全面发展的人才培养原则,制定学校办学指导思想、办学定位以及人才培养目标,明确了"全面发展,健康第一,培养学生个性"的学校体育指导思想,突出"强制性与自主性相结合"的教育理念。

面对新形势下社会和学校教育对体育工作的要求,学校制定了"学校体育中长期发展规划",不断调整和修改教学工作的思路,更新体育教学

理念，加强教学基本建设，增加教学投入，改善办学条件，优化课程结构，更新教学内容，改进教学方法，严格教学管理，加强体育教学与科学研究，全面提高人才培养质量与水平，培养学生科学的健身方法和终身体育意识，为今后服务社会奠定良好的体质基础。同时，结合滨州医学院专业属性和办学特色，学校体育工作致力培植"一校多品"的特色体育项目。

一是结合医学与健康的紧密联系，利用传统武术健身资源，学校开展了一系列传统武术教学与健身项目。

武术是中华民族的瑰宝，是健身、养生、提升精神境界和打造个人气质的多维体育项目，并继续传承着其技击、防身的传统思想内核。学校立足胶东地区传统文化特色，传承烟台传统武术项目太极、形意、螳螂拳优势，发挥学校自身师资优势，开设武术套路、健身气功等体育课程作为特色民族传统体育项目。武术是滨州医学院开展较早、广受学生喜爱的体育项目，在大一、大二学生中开设武术套路、太极拳、太极扇、传统武术（健身气功、舞龙舞狮）等体育课程；同时还开设传统武术鉴赏、24式太极拳等选修课程。太极拳、太极剑、太极扇课程自2004年前开展以来也获得了历届学生的赞誉，太极表演作为滨州医学院田径运动会开幕式表演的保留项目；学校自2006年成立学生武术代表队，先后参加了第22届、23届省运会（大学生组）武术比赛获得团体总分第二名，金牌1枚、银牌1枚、铜牌3枚的好成绩；2016年、2017年先后两次参加中国大学生武术锦标赛，荣获金牌1枚、银牌2枚、铜牌2枚的优异成绩。

二是结合学校特殊教育与康复医学特色，滨州医学院不断探索，开设多种残障人体育运动项目。特色项目的完善和普及，不仅增强健康理念，养成运动习惯，保持良好的身心健康状态的舞台。而且，还能够吸引广大师生走向操场、走进大自然、走到阳光下，积极参加体育锻炼。最终，促进了专业学科建设发展，拓展学生职业生涯。

三是全面贯彻落实《中共中央国务院关于加强青少年体育增强青少年体质的意见》精神，打造冬季越野赛传统品牌项目，每年11底或12月初举办此项活动。通过开展冬季长跑运动，磨炼了学生的意志和品质，培养了他们良好的锻炼习惯，有效提高学生身体素质，形成浓郁的校园体育锻炼氛围和师生全员参与的体育锻炼热潮，营造出了一个生机勃勃、健康向上的和谐校园。

四是拔河比赛品牌活动。为了丰富校园体育文化，增强学生体质，提高学院、班级内凝聚力，滨州医学院一直坚持举办拔河比赛活动。拔河比赛对场地、器材要求低，便于组织，是付出小，收益大的运动。该比赛分为校院两级比赛，院内比赛以班级为单位进行报名，校内比赛以学院为单位报名。该活动不但充分调动了全体学生参加课外体育锻炼、体育训练以及体育竞赛热情，提高了体质水平，还丰富了校园体育文化生活。

五是主题集体性室外健身活动品牌。针对当前大学生由于过度依赖网络和手机，身体素质和健康水平逐年下降现象，滨州医学院组织各学院学生积极开展有关以"走下网络，走出宿舍，走向操场为"主题的丰富多彩集体性课外体育锻炼活动，使学生养成良好的生活习惯，增强了身体素质，丰富了课余生活。

六是丰富多彩的师生体育活动。滨州医学院每年组织各部门开展"校园健步行""趣味运动会""广播操比赛""足球比赛""气排球比赛"等贴近教职工生活的体与活动。同时，学校设置喜闻乐见、易于参与的经济性、健身性和民族性、地域性体育项目，吸引广大师生积极参加体育锻炼。学校鼓励指导教师不定期地举行俱乐部、社团间的对抗比赛，吸引了众多学生参加。各学院体育社团、分团委、学生会也经常组织年级、班级间的各类体育比赛。通过院、系、班级体育活动以及学生的自发锻炼，使参加体育锻炼的学生人多面广，促进学生全面发展。

七是以赛促炼。2018年，滨州医学院组建篮球、足球、田径、健美操、羽毛球、乒乓球等六个运动队，共计80名运动员。常年进行专业运动训练，并参加了山东省十四届学生运动会和烟台市第九届全民健身运动会，在教练员、运动员的精心准备和刻苦训练下，运动成绩大幅提高，比赛中获得优异成绩；促进了学生群体活动与体育锻炼的热情，提高了我校师生运动水平。

四、坚持守正创新，提升阵地活力

（一）推进"数字化"校园建设，提升网络平台基建活力

1. 做好网络基础设施功能拓展和维护管理工作，积极推进无线网络建设

一是完成烟台校区中心机房升级改造工程，拓展机房面积140平方米，增加冷通道机柜36个，增加UPS电源75千伏安。新机房根据功能划分为南北两区，学校核心业务部署在南区，校园无线管理、托管系统、新增业务系统等部署在北区。整个机房实现全天候动力环境监测，布设13个安全监控探头，对机房内外环境实行全方位安全监控。机房消防功能得到极大提高，采用七氟丙烷气动消防，机房内外联动控制，以惰性气体阻燃方式处理险情，遇险能最大限度地保障机房内设备安全。

二是顺利完成特教园区、临床实训中心两个汇聚机房、新增标准化考场等项目的场所环境改造饰修、功能配置和综合布线等系列工程，增加信息点位5000余个。特教园区、临床实训中心按时接入校园网，满足了师生信息技术需求。

三是为贯彻落实教育部教育信息化2.0行动计划，促进信息技术与教育教学深度结合，学校于2019年7月开始校园无线网络一期建设项目，迄今已完成烟台校区所有教室、四栋实验楼及一半学生宿舍楼宇的无线网络覆盖，无线网络用户数达到5000余人，师生用户体验良好。学校自主建设的无线网络与有线网络融合成一张网，统一认证管理，标志着学校在营造泛在的网络学习环境，建设"人人皆学、时时能学、处处可学"的学习型、开放型校园方面迈出了扎实步伐。

四是加强两校区中心机房和各接入机房的安全管理，建立健全机房出入管理制度及巡检制度，建立安全台账，明确责任，提高机房运行的稳定性和安全性。烟台、滨州两校区网络出口带宽得到改善，学校校园网总出口带宽提高至6600兆。

2. 配合协助完成临床技能大赛、国考、国赛等工作

按照学校统一部署安排，积极配合临床医学院成功举办了检验技能大

赛。大赛期间，大力整合全校网络资源，集中调用近1G专网带宽，在比赛场地和2个观摩教室搭建起有线和无线融合网络，实现了高清转播比赛实况。

按照学校统一部署安排，成功举办了第九届全国高等医学院校大学生临床技能竞赛东北、华北分区赛。克服时间紧、任务重、资源不足等各种困难，大力整合全校网络资源，集中调用近4G专网带宽，在比赛场地和8个观摩教室搭建起有线和无线融合网络，实现向全球高清转播比赛实况。大赛期间网络通信转播顺畅，获得了参赛院校及观摩院校的一致好评。

协助人事处成功举办了山东省第五届、第六届"超星杯"高校青年教师教学比赛复赛（文科组）；协助相关学院组织临床医学医师资格考试和中医执业医师分阶段考试，从人员培训、模拟考试至正式考试等各个阶段全过程提供技术支持和信息条件保障，圆满完成了考试组织、保障工作；协助完成大学英语四、六级考试、继续教育学位英语考试、视障生单考单招等工作；2020年新冠肺炎疫情期间，协助研究生处做好线上研究生复试工作，确保网络顺畅，保证考试顺利完成。

3. 积极推进信息化技术与教育教学深度融合

学校拨专款购置13台服务器，用于提升教育教学信息化管理服务水平。目前，包括教务管理、网络教学平台、课程管理、网络考试等相关业务系统已完成迁移工作并得到了较好的应用，用户体验良好。与相关部门和学院密切配合，积极推动虚拟仿真教学和与仿真实验教学，丰富教学内容，提高学生自主学习、科学研究和实践创新能力。积极利用信息技术实现资源共享，拓展与各附属医院、教学基地的网络连接。与教务处共同考察兄弟高校智慧教室项目，谋划大力改善学校教学设施和教学条件，推进信息技术与教学的融合。

4. 数字化校园建设取得进展

学校的"一卡通"建设项目已实现两校区通用，校园门禁、学生宿舍管理、水控、电控、一卡通圈存服务、图书借阅等相关功能使用和运行正常。烟台校区"一卡通"拓展项目正在实施中。新版的办公自动化项目建设已完成部署工作，新增的多项业务功能有望很快投入使用。完善新增四路刀片服务器的使用，协助教务、实验中心等部门完成素材库、虚拟仿真实验室等的安装应用，提升信息化教学水平。数据中心采用云计算虚拟化技术，实现了服务器按需分配，集中管理。到目前，提供各部门虚拟服务器和实体机服务器102台，校内域名智能解析服务90项。

5.大力推进管理服务和公共服务信息化

新版OA办公系统使用，提升了部门间协同办公水平；配合国资处积极利用信息技术加强公有房屋、仪器设备等国有资产的管理，建立资产管理信息化平台；配合保卫处推进"平安校园"建设，充分发挥信息技术支撑作用，校园视频监控系统、交通门禁系统以及消防物联网远程监控管理系统等建成并投入使用。

6.多项措施并举，确保学校网络运行安全

按照国家网络安全法要求和应用系统等级保护标准，积极开展网络安全工作。

一是加强两校区中心机房、汇聚机房和各接入机房重点区域、核心设备的安全管理，建立健全机房出入管理制度及按时巡检制度，明确工作责任，建立安全台账，及时消除各种安全隐患，提高机房运行的稳定性和安全性。

二是部署完成VPN设备，实现了师生在校外透明访问校园网资源。

三是完成新邮件系统的招标和安装部署工作，现正在进行用户账号注册和相关信息的迁移，师生已可使用新邮件系统进行学习工作，新版应用系统功能更为完善，安全性获得很大提升。

四是完善学校网站安全云监测系统运行，实行24小时不间断监测，能第一时间发现学校主页和重要网站的异常情况，及时采取应对措施。

五是学校门户网站和教务管理系统顺利通过二级安全等级保护测评，取得公安部门颁发的国家信息系统安全等级保护资质。积极做好国家、单位重要活动期间的网络防护工作。

比如，上合峰会期间，按照省教育厅、省公安厅部署要求，学校周密安排，细心准备，认真开展网络安全自查自纠、安全强化工作，实行校外技术保障方和校内技术人员双值班、双防护，针对安全隐患及时发布预警消息和采取相关安全措施，积极完善应急预案，圆满完成了峰会期间的网络安全防护工作。

再比如，2019年全国两会、建国七十周年庆祝活动和教育部专家进校期间，学校按照省教育厅、省公安厅和学校部署要求，周密安排，细心准备，认真开展网络安全自查自纠、安全强化工作，实行校外技术保障方和校内技术人员双值班、双防护，针对安全隐患及时发布预警消息和采取相关安全措施，积极完善应急预案，圆满完成了重要敏感时段的网络安全防护工作。

六是积极开展网络安全知识宣传教育活动，通过微平台推送安全防护文章100余篇，针对多发、高发的安全漏洞，及时提供解决方案；成功开展了学校首届网络安全周活动，通过发布网络安全宣传视频，举行安全周有奖答题活动等，普及了网络基础知识，提升了校园网用户的网络应用水平，提高了师生的网络安全意识和安全防护能力。

7. 建设智慧校园

学校智慧校园建设从2020年起，利用三年左右的时间，从夯实校园网络基础条件、深化信息技术应用、强化网络安全服务入手，构建"两个基础平台、三个标准体系、四大服务中心"总体架构，完成"一张网""一张卡"、"一大厅""一张表""一盾牌"等五类信息化建设项目，为师生建立智能开放的教育教学环境和便利舒适的生活环境，开展以人为本的个性化创新服务，初步实现学校智慧运行，支撑学校开展智慧教育（简称"二三四五"工程）。

（二）落实意识形态责任制，提升网络阵地管理活力

为落实意识形态责任制，加强网络阵地管理，确保网络安全，更好地发挥校园网对外展示的窗口作用，促进二级网站建设管理规范化，根据数字化校园工作的部署要求，结合学校各级网站实际情况，学校定期开展二级网站自查整改和评比工作，加强对"两微一端"的建设和管理，各部门、

单位、院（系）要紧紧围绕学校工作大局，本着"展示亮点、体现特色"的原则设计建设二级网站，充实网站内容，契合重要时间节点，有针对性地做好重点信息的更新宣传展示工作。要依照《滨州医学院二级网站评比评分细则（试行）》中的评分标准，摸清网站存在问题，列出问题清单，逐项整改，确保网站设计水平高，栏目信息更新及时，内容丰富准确、回应及时、方便实用；对内容无法保障的栏目予以归并或取消，对必建类栏目进行新建和内容更新等。

一是加强领导，明确责任。滨州医学院充分重视二级网站建设与管理。根据"谁主办谁负责"的原则，由网站所属部门、单位、院（系）自查自改。各单位要成立领导组织，明确网站建设和安全管理第一责任人（原则上由党总支书记、部门主要负责人担任），指定网站建设和运行管理工作人员，并在党委宣传部备案。精心组织，认真查摆，着力解决存在的突出问题。各单位应切实担负起本单位网站建设的职责，根据本单位实际，制定二级网站建设计划。各单位应坚持问题导向，特别是对网站内容是否符合主流意识形态的表述和言论，有无涉密信息和违反宪法、法律法规的信息。对标先进，以评促改，全面提升二级网站建设水平。各二级网站应在栏目规划设计、内容审核更新及特色内容建设等方面进行整改，努力实现二级网站建设与学校形象塑造、招生宣传、教学科研、思想政治教育、校园文化建设等工作相结合相促进，充分发挥学校网站的宣传引领作用，创造良好的校园网络环境。

二是严格落实《滨州医学院党委（党总支）意识形态工作责任制实施细则》，明确学校党委和基层党委党总支领导班子、领导干部意识形态责任主体和责任清单，完善党委书记负总责、分管领导直接抓、各党总支（党委）书记具体抓的格局；把意识形态工作纳入领导班子、领导干部目标管理、党建考核、年度考核重要内容。严格论坛报告审查报备，稳妥做好舆情研判处置应对。与各级党组织各单位签订责任书，倒逼责任落实。修订学校《意识形态工作责任制实施细则》，制定《意识形态工作校内巡察制度》《意识形态工作校内巡查办法》《意识形态工作责任制校内考核督查办法》等文件9项，扎牢意识形态工作制度篱笆。

（三）加强培训辅导，提升媒体阵地队伍活力

一是定期组织开展校园新媒体专题培训、新闻宣传素养专题培训、新闻写作专题培训等等，不断提高宣传人的业务水平；开展宣传思想工作、意识形态工作专题培训，切实提高新闻宣传工作相关人员在意识形态、舆情管理、新闻写作等方面的能力和水平。

2016年学校成功举办全国高校重点网络新媒体负责人培训班，团中央学校部副部长、全国学校共青团新媒体运营中心执行主任李骥，团山东省委书记张涛，中共烟台市委副书记王继东，团山东省委副书记陈必昌，全国学校共青团新媒体运营中心总监孙超来校交流，140所单位200余人参会。通过此次培训班，就做好今后一个时期的网络新媒体工作形成共识，也是滨医提升阵地活力的倡议方案：一要建队伍，积极推进思想引领和价值引领行动，以汇聚力量、共同成长为目的，设计制作内容丰富的网络文化产品，聚合传播形成教育宣传工作强劲合力；二要建阵地，积极推进服务青年学生素质拓展行动，错位融合打造全媒体运行模式和工作格局，超常规加大投入、跨越式提质增效，跟上时代形势和青年学生步伐；三要建内容，积极推进维护学生合法权益行动，深化摸索、努力促进新媒体建设科学化、使用大众化、管理规范化、反应迅速化，使"微"手段迸发"巨"能量；四要建机制，积极推进团组织活力提升行动，将网络新媒体工作作为推动学校共青团未来事业发展的重要战略任务，转变工作意识，提高运用网络新媒体做青年工作的水平，有效提升共青团工作的覆盖面和影响力。

二是注重选优配强宣传队伍，实施"素质提升训练计划"，拓展校内外媒体高端交流学习机制，组织师生采编人员先后赴江南大学、人民日报中央厨房、新华社等地参加全国高校媒体整合创新发展学习研讨；邀请校内外行业专家来校传经送宝，增强学生记者队伍的凝聚力和战斗力，打造具有滨医特色的学生记者队伍品牌，涵育优秀"评论员""通讯员""学生记者"三支队伍建设。

三是以增强"四力"为助推，打造创新型过硬队伍。按照习近平总书

记"有几把刷子""成为行家里手"的要求，加大教育培训培养力度，让宣传人站起来能说、坐下来能写、派下去能干，进一步提高理论思维能力、舆论引导能力、文化创新能力、网络传播能力、工作执行能力；突出"齐新活高合"的工作方法。在思想上要"齐"，主动向党中央看齐、向党中央的决策部署看齐、向党的理论和路线方针政策看齐；在理念上要"新"，坚持围绕中心、服务大局的基本职责，切实用习近平新时代中国特色社会主义思想推动宣传思想文化工作。在方法上要"活"，以创新破解难题，以创新开辟路径，切实做好做活做强宣传思想文化工作。在质量上求"高"，以精益求精的态度，高标准严格要求自己，细化管理，压实责任，扎实做好每一项工作。在氛围上要"合"，力求思想上合心、工作上合力、行动上合拍，不断增强宣传思想文化工作的凝聚力和战斗力，真正打造一支政治坚定、行为规范、业务精通、作风过硬的宣传队伍。

四是组建青年网络文明志愿者队伍。为深入贯彻落实习近平总书记重要指示和青年网络文明志愿者电视电话专题工作会议精神，按照团中央、团省委部署要求，学校结合推动青年学生成为注册志愿者，组建青年网络文明志愿者队伍，深入推进青年网络文明志愿行动。青年网络文明志愿者队伍分校、院（系）、班三级建立，分别设立网络文明志愿行动小组。校级网络文明志愿行动小组由校团委书记、学生会主席分别任指导老师和组长，学校专兼职团干部及学生会和社团骨干成员加入同级组织；院（系）级网络文明志愿行动小组由各学院团总支（团委）书记和学生会主席分别任指导老师和组长，学院专兼职团干部、辅导员、学生党员、学生会和社团骨干成员加入同级组织；班级网络文明志愿行动小组由各班班主任和团支部书记分别任指导老师和组长，各班团支部委员及部分思想进步、表现突出的入党积极分子加入同级组织。队伍成立以来，青年网络文明志愿者在互联网上主动弘扬正能量，积极参与"阳光跟帖"行动，用文明语言和理性态度发表网络评论，营造理性、平和、有序的网络舆论氛围；积极参加"青年好声音"网络文化行动，围绕共筑中国梦、推进改革、推行法治、奋斗创业、社会公益等内容，主动在网上发出和传播弘扬社会主义核心价值观的微博、微信、贴文、视频等内容;积极参与各级团组织开展的话题讨论、线上活动,积极与"滨医青年"滨州医学院校团委官方微信平台、"@滨州医学院共青团(腾讯)"官方微博、"@山东团省委学校部(腾讯)、@山东省学生联合会(新浪)"官方微博、"山东省学生联合会"官方微信进行互动;在互联网上自觉抵制负能量。对网上出现的违反四项基本原则、违背社会主义核心价值观、不利于民族团结的错误言论及黄赌毒等负面网络信息,坚决抵制、主动驳斥、积极举报;自觉增强网络文明素养。遵守互联网法律法规和网络文明规范,自觉依法上网、文明上网、绿色上网,不浏览不健康的网络页面和信息,不造谣、不信谣、不传谣。

五是打造网络宣传平台,加强改进网宣能力。抓牢抓实意识形态工作,提升外宣实效。要着力提升网络运用能力,遵循信息网络规律,把掌握运用微信、微博新媒体操作技术作为宣传思想工作队伍的必备能力,练就运用"网言网语"参与网络文化建设管理的硬本领。要着力增强网络舆论引导能力,培养训练主动设置议题、汇集研判网上思想动态、回应网上关切的方法手段,熟练掌握网上信息发布、报送和舆论引导。2019年8月,学校先后对清华大学、中国人民大学、南京医科大学、深圳大学等高校意识形态工作做法进行系统样本研究。9月12日,召开全校青年教职工思想政治座谈会。邀请全校27名青年教职工代表,就如何理解社会主义核心价值观,如何认识新中国成立70年来取得的巨大成就和宝贵经验,如何贯彻党的教育方针,如何强化师德师风建设,如何抓好"课程思政"和"思政课程"建设等14个方面的问题展开座谈,共征集意见建议57条。10月12日,召开全校提升新媒体建设与管理水平,强化意识形态工作调研座谈会。各单位分管意识形态工作的40余名相关负责同志参加座谈会。会议围绕强化意识形态工作思想认识、责任落实、工作机制、联动协同四个方面的10个问题进了探讨与交流。9月至今,先后走访相关部门、单位和各院系,交流研讨具体工作措施。与教职员工和学生代表90余人进行个别谈话。10月以来,对厦门大学、武汉大学、浙江大学、山东大学等高校官方媒体进行数据分析,汇聚有关高校工作经验与方向。阅读文献著作,学习国内外知名媒体集团的融媒发展路径。持续关注2019媒体融合发展论坛,学习会议期间著名媒体人提出的新思想,了解领域内的最近做法。10月14日,学校召开大学文化建设调研征求意见座谈会。各二级党总支(党委)书记参加座谈。研究将"三个校园"升级为"四个校园"建设途径,探索打造以"仁爱和善、充满活力、优美雅静、智慧开放"为鲜明特色的校园文化品牌建设措施。收集意见建设41条。

六是统筹"三宣"资源,强化内外宣传能力提升。新闻宣传往基层走运用好马克思主义新闻观这个"脊梁",以科学理论为"导航仪",持续营造主流舆论强势。内宣方面,以内容生产是核心竞争力,既要音准"上调",也要触电"下沉",开展走基层、学先进、抓落实等系列采访活动。外宣方面。做好新闻策划,畅通发稿渠道,制定考核办法,变"有啥吃啥"为"吃啥有啥",争取更多地版面和镜头;制定地市中央级媒体外宣表彰奖励标准,协同建立外宣科研奖励标准。网宣方面。夯实"用户思维",把"重要的"做成"需要的",把"有意义"做得"有意思";培养"网红"、大V,抢占网络阵地,牢牢掌握话语权;依托智慧校园建设,投入15万元,建立网上舆情监测防范管控体系,组建网评队伍,营造清朗的网络空间;技术应用上既要"借力"也要"自力",深化与电信、移动的合作,推进融媒体建设,同时要加快自身对传播内容的认知,尽快掌握先进技术,让技术成为媒体融合的发动机和加速器。

(四)推进精准思政,提升"三全育人"阵地活力

习近平总书记在全国高校思想政治工作会议上指出,思想政治工作从根本上说是做人的工作,必须围绕学生、关照学生、服务学生,不断提高学生思想水平、政治觉悟、道德品质、文化素养,让学生成为德才兼备、全面发展的人才。2020年4月22日,教育部等八部门关于加快构建高校思想政治工作体系的意见,指出要健全立德树人体制机制,把立德树人融入思想道德、文化知识、社会实践教育各环节,贯通学科体系、教学体系、教材体系、管理体系,加快构建目标明确、内容完善、标准健全、运行科学、保障有力、成效显著的高校思想政治工作体系。

加强引导大学生意识形态发展是当前高校思政宣传工作的重点。社会主义意识形态的凝聚力和引领力，既取决于富有说服力、感召力的内容，也取决于广泛有效的传播。对于高校来说，要完成好立德树人这一根本任务，思想政治工作必须立正，以习近平新时代中国特色社会主义思想固本清源；必须立稳，壮大主流思想舆论把好正确舆论导向；必须立新，以创新思维创新作为将主流思想引入师生心中。对此，我们坚持问题导向，将精准提升的概念适时引入思政建设中，努力搭建精准思政新格局。

1.具体做法

（1）精准识别问题：一方面通过问卷、走访、谈话等传统形式面向师生展开思政调研，另一方面利用大数据分析梳理存在于教职工和学生中间的实际问题，按照生活、学习、工作、心理等进行分类，针对共性和个别问题进行排查，为下一步精准施策提供基础依据。

（2）精准拓展帮扶：针对学生群体，我们融合七个校园网络平台创建"E梦园"思政服务平台，集学生思想信念与思想教育、能力建设与人格养成、成长服务与事务管理为一体，以帮办服务为入口，打通师生心灵交流新渠道；针对教职工群体，我们依托学校家园网群，由教务、人事、后勤等部门人员担当值班员，及时有效地反馈和解决教职工各种诉求，切实解决全校师生的实际问题，是思政宣传工作的生命力之本。

（3）精准对标管理：针对学生群体，推出"精准提升工程"，对应成绩优异、学习困难、约束力差、有心理障碍和创新创业五种类型同学分别实施"卓越工程"、"提升工程"、"强基工程"、"阳光工程"和"双创工程"，实现"精准提升"和"三全育人"深度融合；针对教职工群体，推出全校党组织"指导服务全覆盖"体系，对应"精英引领型""骨干创新型""普通提升型"三类教职工，由学校党委成员、全校层面党组织、学院层面党组织进行分级指导、全员挂钩、对标提升，实现党组织与教师思政工作无缝对接。

2.实践模式

滨州医学院党委在2017年9月28日召开的全校思想政治工作会议上

强调，要以解决问题为导向，重视和抓好"构建思政工作大格局"。学校紧紧围绕立德树人中心环节，优化内容供给、改进工作方法、创新工作载体，在遵循思想政治工作、教书育人和学生成长三大规律基础上，统筹推进党建工作与"班级导师制""精准提升工程"融合渗透，建立"学生党务工作室"深入推进精准思政，形成特色鲜明的一体化"三全育人"工作体系。

（1）基于"党建＋班级导师制"的专业育人新模式

"班级导师制"旨在依据导师自身专业优势和育人特长，结合自身教学经验、职业和人生经历，做好学生专业思想教育、指导专业学习、提高学生创新能力和社会实践能力、关心帮助学习困难学生，为学生提供专业技术、就业、职业和人生规划指导，以此优化育人环境，引导教师坚持"四个统一"，真正实现以德立身、以德立学、以德施教。

建立一支以党员教师为主体的班级导师队伍，发挥教师党支部的阵地作用和党员教师的模范带头作用，建立"1+N"帮扶机制，每一个大一专业班级配备一名专业教师担任班级导师，加强大学新生的专业思想教育，以专业认知和专业发展为导向，把思想教育、心理教育与专业教育相结合，将专业培养目标、教学计划、课程设置等深入浅出地解释给学生，将专业教育融入日常的教学工作中去，形成常态化，帮助学生增强专业信心和学习兴趣。同时，指导学生的专业学习，指导大一学生制订学习计划和职业规划，指导学生确定限定选修课、任意选修课等。

（2）基于"精准提升工程"的"三全育人"模式

在深入实施班级导师制的基础上，将习近平总书记提出的"精准化"理念融入思政工作，学院实施"精准提升工程"，针对大二到大四（大五）同学，建立"一对一"精准帮扶机制，每名教师帮扶1~3名同学，按照"思想引导、心理疏导、生活指导、学习辅导"的总体要求，强化教师在育人中的主体作用，运用"抓两头，带中间"的工作方法，将粗放式的"漫灌"和精细化的"滴灌"相结合，因材施教，针对成绩优异、学习困难、约束力差、有心理障碍和创新创业五种类型同学分别实施"卓越工程""提升工程""强基工程""阳光工程"和"双创工程"为主体的"精准提升工程"，结合教师自身优势，对学生实施精准识别、精准施策、精准管理、精准提升，切实将"十大育人"落实到每一名教职工，贯穿到学院工作的各个环节，逐步形成全员全过程全方位育人工作格局。"精准提升工程"充分发挥各方面工作的育人功能，挖掘育人要素，完善育人机制，优化评价激励，强化实施保障，打通育人"最后一公里"。

（3）基于"学生党务工作室"的党建带团建新模式

为了深入做好思想政治教育和激励引导工作，充分发挥学生党支部和学生党员在大学生中的先进性作用，促进良好的院风学风的形成，营造互动有序的育人环境，学院建立了"学生党务工作室"，实现党建阵地固定化、党支部建设规范化、组织生活常态化、党员服务实效化。基于"学生党务工作室"平台，以建设一支"党的理论宣传队、学生党建工作队、学风建设先锋队、学生事务服务队"的大学生党员队伍为目标，以"党建＋"的理念扎实推进大学生思想政治工作，实施"学生党员责任区制度"，开展"亮身份、做表率、争先锋""承诺亮诺践诺"和"学习习近平新时代中国特色社会主义思想"等主题教育活动，举办"学生党员风采展示"促进学生党员自我学习、自我提升，并成立"十九大精神学生宣讲团"，以党建带团建，引领团员青年坚定理想信念，树立远大志向，自觉践行社会主义核心价值观，争做有理想、有本领、有担当的新时代知识青年。

3.取得成效

基于"党建＋班级导师制"和"精准提升工程"的精准思政模式，构建的三全育人工作体系取得了很大的成效，不仅稳固了专业思想，提升了专业技能，提高了就业率、考研率，提升了学生利用专业技能参与科研、服务社会的兴趣和信心，更坚定了同学们的理想信念。同时，也实现了良好的反馈，有效促进了教师的教学、科研水平的提高，实现教学与科研相长。《实施党员教师'班级导师制'构建全员育人新格局》入选"山东省高校基层党建案例50篇"；《构建"党建＋班级导师制"创新育人新模式》获山东高校组织工作创新奖二等奖。《中国教育报》2019年11月26版、《中国青年报》2019年11月27日版和《滨州日报》2018年8月24日版专题报道了学校精准思政的推进成果。

（1）教学与科研相长

学院教师立项国家自然基金项目8项，国家社会科学基金项目1项，教育部人文社科等省部级项目50余项；近3年，在国内外层次期刊发表高水平科研论文100余篇，其中《新英格兰医学杂志》（NEJM）1篇，滨州医学院的名字第一次出现在该权威期刊上，且成果入选NEJM年度最佳论文；1名教师智库成果得到中共山东省委书记刘家义同志批示，1人获"烟台市突出贡献专家"，1人入选"烟台市双百计划"，1人获滨州医学院"师德标兵"荣誉称号。

（2）学生就业率、考研率显著提升

党员教师围绕报名、课程学习、复习方法、真题收集、经验交流等方面进行跟踪指导，就业率和考研率提升明显。考研率35%左右，其中预防医学今年有望突破65%，就业率达99%以上。

（3）学生第二课堂成绩斐然

学生积极参与各类第二课堂活动。为学生创造专业实践的机会，提升社会服务功能，增强社会服务的能力。学生获多项省级以上创新创业类竞赛奖励，其中全国市场调研与分析大赛等国家级赛事上近三年来荣获一等奖20项，二等奖24项，三等奖31项，省一等奖44项，获批国家级大学生创新创业训练项目12项。

4. 工作启示

基于"班级导师"和"精准提升工程"的精准思政模式具有较强的创新性和时效性，是将习近平总书记的精准理念和高校思想政治工作结合的创新性成果，是为深入学习宣传贯彻党的十九大精神，贯彻落实习近平总书记在全国高校思想政治工作会议上的重要讲话精神和山东省、滨医思想政治工作会议精神，进一步提升思想政治工作水平和人才培养质量的重要举措，引领了高校思想政治教育工作的"新旧动能转换"。

（1）创新高校思想政治工作的精准识别，必须摆脱传统思政模式"紧箍咒"。"传统的思政工作有两大'紧箍咒'：一是只要提到思政工作，就认为教育对象只是学生；二是一提到学生思政工作，首先想到的就是那些后进生。"要做好新时代的思政工作，必须打破这两个"紧箍咒"，最先要做的就是对教师和学生进行精准识别。

（2）创新高校思政工作的精准帮扶，要让全方位育人提档升级。精准思政与传统教育中"因材施教"的理念一脉相承。"精准帮扶"的过程也是教学相长的过程，指导教师通过帮扶，也丰富了教师不同的教育理念和经验，进而提升自身的综合教育素养，这也是思政工作新旧动能转换的着力点。

（3）创新高校思想政治工作要加强精准管理。要在思政工作的阵地上打赢新旧动能转换战，精准管理是关键一环，为整个精准思政的有效落地提供坚实的管理保障。精准思政提升的不仅仅是思政工作水平，更是以思政工作为切入点，实现老师与学生的全方位互动，以更好地教学相长，进而激活学院全方位的工作，整个学院也以全新的面貌迎接未来的机遇和挑战。

（五）挖掘历史文化资源，提升滨医文化阵地活力

精神文化是大学文化的灵魂和核心，它从长期的文化诉求和办学实践中孕育而生，又经历不断的选择、积聚与传承，内化为师生共享的核心价值取向和信仰。滨医精神的根在哪里？按照"寻根""固根""强根"的思路，滨州医学院以四个"载体"为抓手，致力探寻、广大、传承滨医精神。这种精神、思想和实践逐渐形成一种文化和符号，不断激励着滨医人在建设国内知名医科大学的征程上劈波斩浪，奋勇前行。

1.深挖一批滨医创业历史。历史是最好的教科书，不忘历史是为了更好地开拓未来。滨医建校史，与新中国几乎同步，是医学高等教育发展的重要见证者。近年来，我们着力以滨医在祖国各个时期各个领域的奋斗、建设与创新历史为主题，以寻根寻访等形式，推出《口述滨医》历史系列专题片、《康复之梦》《面朝大海 梦想花开》《医事一录》《滨医微访谈》等原创视频，出版《滨医情 滨医梦》彰显精神传承，生动展现滨医人"艰苦奋斗、求真务实、开拓创新、甘于奉献"的感人事迹和崇高品德，引发师

生强烈反响。通过历史的梳理，通过滨医精神的凝练，将滨医历史深挖。滨州医学院先后经历了"五易其名，四度搬迁"的历史，从国立山东大学医学院、青岛医学院、青岛医学院北镇分院、北镇医学院到现在的滨州医学院，每一次易名都体现了滨医人听从国家召唤，脚踏实地，敢为人先，与时俱进的使命担当和家国情怀；每一次搬迁都展现了滨医人服从党的安排，心怀祖国，情系人民，顺应时势，默默奉献的集体主义观念和大局意识。"搬不垮，拆不散，挪不烂"已成为一种精神，见证了滨医人所经历的风风雨雨和艰难险阻。

2. 精抓一批滨医文化载体。纵向，以史为本，牵头主抓中国康复博物馆与校史展馆建设，抢救式挖掘梳理中国康复史与学校发展中的珍贵史料和精品展示，完成康复博物馆设计招标工作，拍摄康复博物馆规划视频《中和之路》；实施滨医文创品牌计划，推动校歌创作及剪纸明信片文创开发，升级校园标识导向系统，更新宣传栏，充分发挥大学文化塑心、育行、绘象、造境的重要作用。提升校园文化的原创性、辐射力和影响力。以文明创建凝聚共识、增强合力、推动发展，按照"1136"整体思路，积极开展文明校园创建，以第一名获烟台市文明校园，以全省前10的成绩获省级文明校园提名资格。横向，聚焦理念文化。传承滨医人爱祖国、尚科学、重实践的文化基因，呈现亮点，联合院系立体推进"仁爱校园、美丽校园、活力校园"建设，创建"一院一品"文化品牌，这两个项目都获得全省高校思政工作十大建设计划创新重点项目。坚持价值引领，把培育和践行社会主义核心价值观贯穿于"三个校园"建设的全过程；突出学校特色，在继承和弘扬学校优良传统的基础上，着力建设符合学校实际和个性的校园文化；注重建设培育，系统谋划推进"三个校园"建设，久久为功，打造品牌；做好结合融合，把"三个校园"建设同推进德育工程、校园健康促进活动、网络文化建设等结合起来，相互融合、共同提升。"仁爱校园"建设以社会主义核心价值观为引领，以弘扬正确价值为取向，以践行"仁心妙术"校训为主线，着力加强理想信念教育、中国精神和滨医精神教育，涵育以"仁爱"为核心的道德实践，厚植仁爱文化，使仁爱成为师生的价值追求和行动自觉，打造"仁爱校园"文化品牌；美丽校园建设以绿色校园为基础，以滨医人美为核心，以平安校园为保障，着力加强校园发展规划，强化人文景观建设，提升师生文明素养，彰显人文特色，建设"优美雅静、特色鲜明、和谐包容"的美丽校园。

3.引树一批滨医精神典范。围绕"立德树人"的思想内涵和"仁心妙术"的校训精神，系统挖掘了不同时期的师德医德榜样。育人楷模王沪祥、"山东好人"刘成霞、"泰山学者"李德芳、全国"黄大年团队"、医疗精准扶贫样本、残疾青年刘杨的事迹都先后被新华网、教育网、《中国青年》等重要媒体播发。

4.传播一批滨医身边故事。打造融媒体团建品牌，建设三大媒体平台，拓展传播渠道，阅读量和粉丝量持续增长突破新高，校园新媒体的影响力在全省高校前列。外宣积极传播滨医故事。把握发展大势，构建外宣格局，更好地向世界展示真实立体全面的滨医，在山东高校新闻宣传通联会议和"青春中国"校园制作联盟研讨会上做大会典型经验交流发言。在《中国教育报》、《中国高等教育》、新华网、光明网、山东电视台、《大众日报》等高端媒体上推送稿件360余篇。荣获中国教育报"教育新闻宣传先进单位"、山东教育政务新媒体组织工作先进单位、山东新闻奖荣誉20项。

（六）深挖特色之根，强化发展品牌阵地活力

发展更加公平更有质量的教育，争创"双一流"、回归本科、以本为本，是新时代高等教育发展的主旋律。这一背景下，滨医确立了"建设优势突出、特色鲜明高水平医科大学"的战略目标。学校中心工作如何与教育主旋律激荡共鸣，进而激发出干事创业的强大动能？我们在宣传工作布局谋篇时，紧扣这一课题，努力从源头中、从规律中、从趋势中挖掘特色，精心研磨滨医事业发展品牌。

一是聚焦传承创新，打造品牌影响力。我们围绕学校"一优两特"办学格局（一优为临床专业，两特为特殊教育与康复专业），既展示滨医首开残疾人高等教育的历史创举，也呈现滨医打造大康复体系的时代创新，既关注联系与演变，又突出担当与责任。仅2018年，就围绕学校中心工

作策划推出数十篇重磅新闻，发布在中央电视台、《中国教育报》、新华网、人民网等中央级各类媒体，其中《残疾人高等教育的"滨医模式"》上了《中国教育报》头版头条。

二是聚焦专家学者，提炼经验借鉴性。2018年6月，我们举办了"新时代中国残疾人高等教育再出发"高峰研讨会。汇聚国内外大家之言，深度剖析残疾人高等教育发展现状，写出观察文章《怎样为残疾人提供适合的高等教育》。并进一步系列总结残疾人高等教育发展规律，完成理论研究成果《新时代残疾人高等教育的新使命》，分别在《中国教育报》和《中国高等教育》杂志上刊发。

三是聚焦高端平台，谋划发展新作为。我们结合学校举办国际级高峰论坛、国家级特教康复园区建设、建立高层次战略合作、对接国际标准等重大事件进行顶层策划、重头报道，精心提炼出康复人才培养新动能、康复升级版、滨医加速度、滨医教师发展样本等一系列具有可持续发展的实践成果与路径，营造师生员工凝心聚力干事创业的浓厚氛围。

（七）激活活力之根，提升媒体融合阵地活力

习近平总书记指出"推动媒体融合发展、建设全媒体成为我们面临的一项紧迫课题。"高校校园媒体融合是高校意识形态工作的一项极其重要内容，是坚持社会主义大学办学方向、落实立德树人根本任务的一项极其重要的工作。多年来，滨州医学院高度重视融媒体中心建设，始终把推动校园全媒体向纵深发展作为一项固本工程、铸魂工程来谋划，精心打造媒体融合舆论宣传矩阵，努力画好网上网下同心圆，为学校改革发展凝聚了共识和力量。

一是在校内建立融媒体中心。滨州医学院融媒体中心前身是2006年设立的网络信息科，现有科长1人，科员1人，管理学生团队300余人，拥有新媒体中心、校报、广播电视总台、宣传橱窗、电子屏等五个平台。其中新媒体平台已开通微信公众号、新浪微博、腾讯QQ空间、抖音、梨视频、今日头条等新媒体平台，有官微"粉丝"4.5万，官博"粉丝"1.5万，累计阅读量共达2500万。中心在校党委的领导和党委宣传部的指导下，

以"弘扬滨医精神、发布实事要闻、展示师生风采、构建校园文化"为主要任务，以"整合资源，网络育人；构建和谐，文化育人；惠及大众，服务育人"为目标导引，充分发挥全媒平台扩音器、发动机、风向标、透视镜作用，为师生提供了一个资源广阔、高效便捷、温暖洁净的综合媒介平台。

长期以来，学校高度重视校园媒体一体化发展，通过科学的顶层设计、拓展新型平台、深化内涵建设、加大资金投入，实现了校园媒体建设"三次大跨越"，打造了校园媒体融合的"滨医模式"。2008年，在全国高校率先建立记者联合会，将报纸、广播、电视、网络等平台进行全面整合，由宣传部统一建设管理，形成了"中央厨房"的雏形。2015年，投入10余万元建成新媒体中心，充分利用新媒体数字化、互动性、个性化的优势，形成线上线下各展风采、纸媒数媒比翼齐飞的生动局面。2018年，召开全校宣传思想与意识形态工作会议，谋划了融媒体建设发展新蓝图，投入60余万元进行融媒体"中央厨房"建设，实施校报创新提升、广播电视总台整合、新媒体平台改版、宣传橱窗升级"四大工程"，形成资源集约、结构合理、差异发展、协同高效的传播体系，完成了校园媒体理念、资源、技术、内容、运营、组织等六大方面全面融合的华丽转身。加快构建全媒体联动传播体系。建立起横向各平台各科室融合的融媒体中心，纵向校、院、社团（组织）三级联动的新媒体联盟，近两年，建设校级平台11个，校内各级媒体平台142个，编发校报560000份，微信微博粉丝74000人，发布新闻3400余篇，逐渐形成多元生成、全媒发布融媒矩阵。

滨州医学院融媒体中心运行以来，形成如下特色：

1.创新思路，变"单向灌输"为"多向互动传播"

以"注重传导师生互动和声音回应，努力克服自上而下、单向的、强制性的灌输，使新媒体真正接地气、有人气"为思路，新媒体采用见微知著、清新活泼的方式，以换个角度、站在低处、风格独特、充满正能量的鲜明特色，与传统的正面宣传形成呼应之势。2018年滨州医学院官微共推送232篇文章，累计阅读量达80万，2019年2月24至3月2日周榜排名居山东省第二。2019年开学第一天微信《快闪丨2019滨医追梦这样开始》，阅读数50000，获赞655次，当天文章阅读量排名全国高校第三，多期策划先后被山东教育发布、山东高校等媒体转载。

2. 建好队伍，从"媒体小白"到"运营达人"

党委宣传部明确一名副部长分管融媒体工作，打破原来记者联合会各部门独立工作格局，推动媒体平台从相加到相融，建立集指挥中心、创意统筹部、内容输出部、编辑审核部、运营推广部"五位一体"组织构架，实现了一次采集、多元生成、全媒发布的融媒矩阵。中心坚持"走出去 请进来"理念，定期开展高端培训，先后赴江南大学、人民日报中央厨房、新华社等地参加全国高校媒体融合创新发展学习研讨，确保学生团队每学期外出学习不低于20%；实施"素质提升训练计划"，聚焦优秀"评论员""通讯员""学生记者"三支队伍建设，持续提升"四力"，邀请校内外行业专家来校传经送宝，努力将每位融媒体工作人员锻造成宣传思想工作的行家里手，锻造滨医融媒体宣传队伍品牌。

3. 内容为王，变"我们想说"为"师生想看"

学校根据全媒体发展新趋势，不断深化融媒体传播的分众化、个性化、交互化和精准化。坚持"走转改"，记者深入部门单位学院，走进教室宿舍餐厅，了解师生关切，悉心琢磨不同受众的文化传统、价值取向和表达方式，精心萃取受众易于接受的内容，真正做到宣传工作知冷暖、解民情、接地气，以更加灵动的方式讲好中国故事、山东篇章和滨医精神。2019年军训专题报道文章浏览量突破了八万次，师生温馨餐厅专题报道浏览量达两万三千余次；流浪滨医、三八女神节特别策划，赢得师生的一致好评，频频受到传阅转发；原创栏目"滨小医"、漫画"天涯滨医人""小蜜闲话""滨医随手拍""滨医新鲜事"，文创产品滨医剪纸、U盘、明信片获得了广大师生的点赞……真正为广大师生"烹调"一份份有情怀、有温度、有营养的"文化大餐"。

4. 形式多元，变"静态作业"为"动态全景"

以"充分运用新技术新应用创新媒体传播方式，促进和完善多元载体基础上的宣传方式的有效性"为着力点，主动适应新媒体时代的传播方式，《口述滨医》《康复之梦》《面朝大海，梦想花开》《医事一录》《滨医微访谈》等原创节目，通过艺术或纪实的方式给人视觉、听觉和情感的共鸣，同时配以线下策划的校园文化活动，形成多角度、立体化讲好滨医故事的生动局面，有效发挥校园文化引领作用。近年来，先后在中央电视台、《中国教育报》、《中国高等教育》、新华网、人民网等中央级各类媒体发布稿件200多篇，在校内各阵地平台展示近2000次，打造了覆盖更加广泛、传播更加快捷的立体传播体系，切实提高了学校的美誉度和影响力。

二是在校外与胶东在线建立新媒体联盟。2018年12月27日上午，学校在烟台、滨州同步召开意识形态与宣传思想工作会议，院长王滨与胶东在线副总编辑殷守龙共同为新媒体联盟揭牌。建立新媒体联盟从深化理论武装、强化正面引导，创新工作方法、凝聚强大力量，推进融合发展、形成媒体合力，加强队伍建设、完善工作机制等方面，找准工作切入点和着力点，因势而谋、应势而动、顺势而为，增强主动性、掌握主动权、打好主动仗，讲好滨医故事，传播好滨医声音，为建设优势突出、特色鲜明的高水平医科大学努力奋斗。

五、加党团建设，增强组织活力

（一）深化主题教育成果，持续做好整改落实

1.深化"两学一做"学习教育和"不忘初心、牢记使命"主题教育成果

"不忘初心、牢记使命"主题教育是以习近平同志为核心的党中央统揽伟大斗争、伟大工程、伟大事业、伟大梦想做出的重大部署。我校自9月开展"不忘初心、牢记使命"主题教育以来，校党委紧紧围绕学习贯彻习近平新时代中国特色社会主义思想这一根本任务，严格落实"守初心、担使命、找差距、抓落实"的总体要求，紧扣主题主线、聚焦主责主业，深入推进"两学一做"学习教育常态化制度化，通过集中性教育和经常性教育相结合，不断强化党的理论学习、教育、武装工作，坚持带着问题学、针对问题改，全校形成了层层示范、整体联动，一级抓一级、层层抓

落实的格局，取得较为显著的成效。

一是党员干部理论素养得到提升。全校各级党组织、党员领导干部和广大师生党员通过深入学习贯彻党的十九大和十九届二中、三中、四中、五中全会精神和习近平总书记系列重要讲话精神及规定书目，党员干部对党的创新理论有了更深的理解和领悟，对习近平新时代中国特色社会主义思想的理解更加深入透彻，贯彻落实上级决策部署的自觉性得到增强；通过学习教育，党员干部进一步认清了差距、明确了方向、找到了路径，推动学习成果转化为具体实践的自觉性、主动性进一步增强。

二是党员干部理想信念更加坚定。通过学习教育，全校各级党员干部坚持读原著学原文悟原理，重温党史、新中国史改革开放史、社会主义发展史，坚定了对马克思主义的信仰，加深了对不忘初心、牢记使命长期性的认识，加深了对党中央大政方针政策的深刻领会，更加自觉地在思想上政治上行动上同以习近平同志为核心的党中央保持高度一致。

三是党员干部责任意识明显提高。通过严格主题党日等制度，规范和落实了"三会一课"、民主生活会和组织生活会、民主评议党员等基本制度，党内政治生活的政治性、时代性、原则性、战斗性更加突出，党组织锤炼党性的"熔炉"作用更加彰显。党员干部坚持在学深悟透中汲取担当"原动力"，在调查研究中找准担当主攻方向，在对标习近平新时代中国特色社会主义思想中反思担当差距，在整改落实中体现担当责任，使政治品格得到锤炼，担当本领得到提高，以担当践行初心使命，真正把干事创业的热情转化为攻坚克难的实际行动。

四是党员干部宗旨意识得到强化。通过"不忘初心、牢记使命"主题教育，一批困扰人民群众的操心事、烦心事、揪心事得到有效解决。工作中广大党员领导干部将群众观点、群众路线深深植根于思想中、落实到行动上，着力解决群众最关心最现实的利益问题，不断增强师生员工对党的信任和信心。

五是党员干部廉洁意识不断增强。通过学党章党规、学典型案例、观看警示教育纪录片、参观警示教育基地，广大党员干部对党章、党规、党纪的认识更加深刻，纪律意识和规矩意识进一步增强，守好底线、筑好防线的自觉进一步提高，增强了推动学校全面从严治党工作高质量发展的能力。

2.持续做好整改落实

校党委把开展"两学一做"学习教育和"不忘初心、牢记使命"主题教育作为全面落实党要管党、从严治党主体责任的一次"整体把脉"和政治体检，坚持问题导向，始终把整改落实贯穿主题教育全过程，刀刃向内找问题，清单管理抓整改，着力解决影响班子整体功能发挥、体制机制改革和全校师生反映强烈的突出问题，推动各类问题深入整改落实，并取得一定成效。

问题整改工作由校党委书记牵头抓总，按照"整改有目标、推进有措施、落实有责任、完成有时限"的要求，制定整改方案，建立整改台账。按照"谁主管谁负责"的原则，整改工作实行清单化管理，逐一明确责任部门、责任人员、整改措施和完成时限。通过建立台账"盯着改"、定期调度"催着改"、逐项销号"数着改"等措施，层层压实整改责任，形成整改落实的清晰路径，确保整改事项事事有人抓、件件有落实。对条件具备的问题，即知即改，限期整改，对情况较为复杂的问题，深度研究，限期完成，坚决做到问题不解决不罢休，确保整改工作逐项落实到位。主题教育期间，确立校领导班子整改内容34项，具体措施145条，二级单位领导班子整改内容156项，具体措施395条，整改问题取得阶段性成效23项，制定出台《关于推进"主体工程、堡垒工程、先锋工程"建设的实施方案》《关于激励干部担当作为实施容错纠错的办法》等制度32项，研究决定对人事处、科研处、财务处3个单位更名并进行职能调整，成立康复学部、康复工程研究院、人工智能研究院、老年医学研究所等7个新机构，二级单位领导班子整改问题完成39项，取得阶段性成效117项，各项工作均按照整改方案有序推进。

下一步，学校将以最高标准、最严要求、最实举措、最硬作风，以"整改永远在路上"的理念，建立问题整改长效机制，紧盯重点问题和薄弱环节，持续推进整改工作，确保把各项整改工作落实到位。

3.深入查摆自身问题，明确下一步目标任务

虽然"两学一做"学习教育和"不忘初心、牢记使命"主题教育实取得了一定的成效，凸显了一些特色亮点，但对照上级要求、群众期望和发展需要还有一定不足。主要表现在：一是学习教育不够深，学用结合不够紧密，离学懂弄通做实仍然有一定差距；二是整改落实不平衡，破解长期性、艰巨性问题的能力需要进一步增强；三是融合转化不够快，推动调研成果转化力度还需要进一步加强。下步工作中，我们将以习近平新时代中国特色社会主义思想为指导，坚持问题导向、目标导向和成果导向相统一，持续抓好问题整改落实，进一步建立健全成果转化长效机制，不断巩固扩大教育成果。

（1）扭住学习教育不放松

将习近平新时代中国特色社会主义思想和党的十九大和十九届二中、三中、四中、五中全会精神作为理论学习的重要内容，与学习党史、新中国史改革开放史、社会主义发展史和习近平总书记视察山东重要讲话、重要指示批示精神和关于教育的重要论述紧密结合起来，深学细悟、一体领会，坚持不懈推动党的创新理论入脑入心、见行见效。坚持原原本本学，及时跟进学，联系实际学，带着问题学，把思想和行动统一到党中央和省委部署要求上来，统一到党的初心使命上来，形成真学、真信、真懂、真用的浓厚氛围，努力做到学思用贯通，知信行统一。

（2）聚焦问题短板抓落实

从政治和全局的高度看待和把握整改工作，把抓好主题教育整改落实作为一项重大政治任务来抓，尤其要抓好尚未整改到位的内容，逐项梳理，逐条研究，逐步细化，逐项督促，与高质量完成学校年度工作、重点任务紧密结合起来，上下联动抓整改，形成合力求实效。坚持"实"字当头、"干"字为先，奔着问题去、盯着问题改，真正做到问题全覆盖、整改有目标、推进有措施、落实有责任、完成有时限。要压紧压实责任，领导班子要带头深入，围绕工作中的痛点堵点难点开展调查研究，主动到困难多、难度大、情况复杂的地方现场办公，以痛快办、马上办的劲头为师

生解难题，以实际成效取信于师生，不断增强师生的获得感、幸福感、安全感。

（3）锤炼制度刚性立长远

认真贯彻落实党的十九届四中全会精神，积极推进制度机制创新，形成长效机制。贯彻执行党委领导下的校长负责制，深化校院两级管理体制改革，完善现代大学制度，不断规范权力运行，实现学校治理能力和治理体系现代化。通过"建真章""立约制"，有令必行、有错必改、有诺必践，防止思想怠懈、整改搁浅、问题回潮，确保主题教育成效成果不过期、不变质。坚持以点带面、标本兼治，全程扎紧制度篱笆，持续推动建章立制，确保制度管常管长，做到综合治理、源头治理，全面推动主题教育走深走实，切实取得让党员、群众看得见、摸得着、感受得到的成效。

（4）强化作风建设增效能

落实好全面从严治党的"两个责任"和"一岗双责"，把纪律和监督挺在前面，灵活运用"四种形态"，一体推进不敢腐、不想腐、不能腐。聚焦重点领域和关键环节，聚焦"关键少数"，持续推进作风建设，深入整治形式主义、官僚主义突出问题，密切关注享乐主义、奢靡之风隐形变异，让中央八项规定精神和省委实施办法、学校实施办法入脑入心、落地落实。充分发挥好督办联动机制作用，用规范的问责推动作风的大转变，效能的大提升。严守法纪红线，筑牢道德底线，切实管好自己的社会圈、生活圈、朋友圈，保持清正廉洁政治本色，以新气象好形象凝聚人心、汇聚力量，以"头雁作用"带动"群雁效应"，激发干部干事创业内生动力。

（二）实施"活力提升"工程，加强团组织建设

1. 夯实团组织建设基础。滨州医学院组织实施"学习总书记讲话，做合格共青团员"教育实践，严格团的组织生活，团组织凝聚力、战斗力不断增强。修订《基层团组织考核实施办法》，健全以量化考评为主要手段的督导考核制度，牢固树立大抓基层的鲜明导向，使团的基层组织严起来、实起来、活起来、强起来。落实学生代表大会制度，2019年所有基层团组织均召开团代会、学代会，在此基础上学校召开第七次学代会和第一

次研代会。深入实施团支部"活力提升"工程，构建更加扁平化响应、更加灵敏高效的工作机制，近年来1个基层团支部获评"全国高校活力团支部"，2个团支部荣获"山东省五四红旗团支部"。推行班级团支部与班委会一体化运行，探索实行班长兼任团支部副书记制度。我校"激发基层团干部动力，提升基层团组织活力，打通服务青年学生最后一公里"工作成效突出，在全省高校共青团工作观摩交流会上做典型发言。

2. 加强团干部培养力度。滨州医学院持续深入开展团干部健康成长教育，强化作风建设。坚持严格要求和关心培养相结合，健全沟通交流机制，促进上下级团组织之间、同级团组织之间的互动交流。改革团干部配备考核管理制度，打造专职、兼职、挂职相结合的团干部队伍。坚持"走出去"和"请进来"相结合，积极推荐团干部借调挂职锻炼，先后选派2名团干部赴团中央、4名团干部赴团省委，12名团干部赴地方团委挂职锻炼，不断提高团干部驾驭本岗位工作的能力和水平。鼓励团干部加强理论研究和实践探索，不断提升综合素质、工作能力和服务水平，2项课题立项全国学校共青团研究重点课题，3项课题立项一般课题。

3. 抓好团员队伍建设。团员是团的肌体细胞，把团员先进性建设作为一项基础性、根本性工作来抓。严把团员入口关，始终把政治标准作为团员发展的首要标准，提升团员发展质量。强化团员管理关，加强团员意识教育，提高"三会两制一课"实效，增强团员身份意识和荣誉感。优化团员推荐关，认真落实"推荐优秀团员作党的发展对象"制度，不断完善推优入党、推干荐才工作机制。畅通团员出口关，从严执纪，划定不合格团员红线，依章稳妥处置不合格团员，保证团员队伍纯洁性。

4. 不断严明团的纪律。以团章为依据建立完善从严治团规章制度，提出"小切口、大纵深"的具体措施，对违章违纪的组织和成员做出严肃处理，把团的纪律严起来、实起来。切实用好谈话提醒、通报批评、督导检查等手段，推动从严治团经常化、规范化。建立科学完善的考核评价制度，在自觉接受党的考核、严格团内考核的基础上，注重听取团员青年评价，积极探索第三方评价机制，强化对考评结果的运用。坚决维护制度的严肃性和权威性，坚持执行制度到人、到事、到底。

5.丰富团组织文化氛围。学校注重发挥共青团、学生社团、学生自治组织的作用，注重调研学生参与的积极性，制定实施第二课堂成绩单制度，把学生参与各种文体活动纳入学分考核评价；每年举办大学生科技文化艺术节、社团活动月、社团文化节、5.25心理健康节、研究生文化节、滨医大讲堂、世界读书日、我们的节日、迎新晚会、毕业生晚会等系列活动。2018年、2019年坚持以纪念改革开放40周年、五四运动100周年、庆祝新中国成立70周年为主线，组织开展各级各类校园文化活动300余场，将思想引领与文化艺术相融合，建设健康向上的文化阵地，提高学生的审美能力和人文素养。

（三）加强学生组织建设，强化自我教育功能

1.学生组织建设

（1）学生会。贯彻落实《关于推动高校学生会（研究生会）深化改革的若干意见》文件精神，不断加强和改进对学生会的指导帮助，提高学生组织在青年学生中的凝聚力和影响力。明确学生会职能定位，引导学生组织规范发展，2019年召开学校第七次学代会和第一次研代会，选举学生代表大会常任代表25人，监督、评议、帮助学生会的发展。严格学生干部遴选条件，实行主席团轮值制度，选拔学有余力、学业优良的学生担任学生会工作人员。建立健全试用期考核、离任审计制度，强化对学生干部的监督管理，引领其切实履职尽责。搭建网上平台，夯实群众基础，强化学生组织与青年学生的联系互动。重视学生骨干的教育培养，指导学生骨干在实践中进一步强化服务意识，提升服务水平。鼓励和支持校院两级学生会依据章程开展丰富多彩的活动，精心打造解剖图谱大赛、"三走"主题活动、校园歌手大赛等一批校园文化品牌，每年组织开展各级各类校园文化活动300余场，营造青春健康的校园生活风尚。校学生会原创视频《厉害了我身边的自强之星》在团中央"厉害了我的国"大学生原创视频征集展映活动中荣获全国一等奖。

（2）学生社团。学校重视发挥学生社团在推进素质教育和校园文化建

设中的积极作用,将学生社团分为思想政治类、学术科技类、创新创业类、文化体育类、志愿公益类、自律互助类及其他类等七个类别,实行校团委宏观管理与二级学院具体管理相结合的方式。出台《滨州医学院学生社团管理办法》(滨医发〔2019〕47号),对学生社团进行"撤、改、并",选优配强社团指导老师,进一步推动学生社团积极健康、蓬勃有序发展。学生社团的基本任务是遵循和贯彻党的教育方针,团结和凝聚广大学生,按照自愿、自主、自发原则,善用网络技术和新媒体,开展主题鲜明、健康有益、丰富多彩的线上和线下课外活动,繁荣校园文化,培养学生的社会责任感、创新精神和实践能力,提升综合素质,促进全面成长成才。我校连续举办16届社团活动月,开展活动500余项,成为校园文化活动不可或缺的重要组成部分。近三年,大学生梦想合唱团参与"医行天下 艺行天下"首届海峡两岸医学人文合唱节荣获银奖、山东省首届大学生合唱艺术节荣获一等奖;视障生祝贺同学获"歌声激荡四十年"山东省大学生校园最美歌声大赛一等奖,得到团中央、团省委官方微博关注报道。

2. 丰富活动形式

学校传承70余年的办学传统,秉持"仁心妙术"的校训精神,持续推进"仁爱、活力、美丽"校园建设,将"仁爱"精神融入教育、管理、服务各环节,形成了以"仁爱文化育人"的校园文化特色;推进"一院一品"创建活动,着力培养各二级学院文化活动品牌培育;实施项目化建设,打造了大学生科技文化艺术节、滨医大讲堂、青年博士论坛、国学经典诵读、社团文化节(月)、"滨海天使在行动"志愿服务、"E梦园"新媒体综合服务平台、国旗护卫队、最美教师评选、"爱在烟台、救在身边"港城公交服务项目、师德建设活动月、基层社区医学科普支医支药、"残健融合、教育与康复结合"的人才培养、光盘行动、医学生宣誓等校园文化活动品牌,每年举办系列文化成果展示,让仁爱文化浸润学子成长成才成功。

(1)挖掘先进典型,树立青春榜样

为发掘、培养和树立大学生身边的先进典型,展示我校学生朝气蓬勃、积极向上的良好精神风貌，树立青年学生可亲、可近、可学、可敬的榜样，发挥榜样的示范、带动、辐射作用，引领青年学生学楷模、做标兵，刻苦学习，奋发成才，把实现共同理想和中国梦想的满腔热情转化为刻苦学习、奋发成才、报效祖国的实际行动。学校在全校学生及校友当中开展以"榜样的力量"为主题的"滨医学子青春榜样"寻访活动。

组织青年榜样评选。围绕立德树人根本任务，倡导积极健康、蓬勃向上的精神风貌，开展"五四"表彰、"自强之星"评选、"滨医学子，青春榜样"寻访等活动，挖掘可亲、可信、可学的青年典型。学校"青春榜样"评选活动分为教师组和学生组，共设博学善思好青年、自强励志好青年、担当有为好青年、创新创业好青年、社会实践好青年、艺术体育好青年、孝老爱亲好青年、网络素养好青年、志愿服务好青年，优秀学风好集体等十个类别。

加强青年榜样教育。组建榜样宣讲团，创新分享交流形式，讲好奋斗出彩故事，大力宣传先进典型的精神追求和模范行动，营造崇尚先进、学习先进、争当先进的良好氛围。举办"身边的榜样"主题团日活动，引领广大团员青年积极参与到评典型、树典型、学典型的活动中去，构建多层次、多维度、有温度的青年榜样引领体系，实现微小榜样不断显现、优秀典型不断涌现、激励成效不断展现的良性循环。

近年来，1名青年教师荣膺"山东青年五四奖章"，1名青年学生获"中国大学生年度人物"提名奖，2名学生获入围奖，6名学生获"中国大学生自强之星"提名奖，5名学生获"中国电信奖学金"暨全国"践行社会主义核心价值观先进个人"，3名学生获"大智之星"齐鲁学子奖学金暨"山东省大学生自强之星"荣誉称号。

（2）打造文化活动集群，丰富学生文化生活

学校把"大学即文化"的理念贯穿到各项教育活动中，使学校外在形态、内在神态、师生心态内外和谐，办学实力、教学活力、文明魅力刚柔并济，实现学校又好又快科学发展。

高雅艺术对于引领高校师生弘扬中华优秀传统文化、吸纳人类文明成

果、提高艺术修养和文化素质具有重要作用。近年来，学校以"走近大师，感受经典，陶冶情操，提高修养"为主题，邀请国家京剧院、辽宁芭蕾舞团、山西话剧院等5个国家、地方优秀艺术院团开展"高雅艺术进校园"活动，将思想引领与文化艺术相融合，建设健康向上的文化阵地，提高青年学子艺术修养，塑造完美人格，陶冶高尚情操，纯洁净化心灵，在弘扬中华传统文化、提升校园文化育人氛围、建设美好精神家园方面发挥了巨大作用。

学校重点打造迎新晚会、毕业生晚会、科技文化艺术节、社团活动月等校园文化品牌，重点支持与专业融合度高的校园文化活动，构建高品位、多层次、受益面广、影响力大、吸引力强的校园文化活动品牌体系，不断满足团员青年深层次、多元化的文化需求，有效提高学生的审美能力和人文素养。

学校重视师生人文素养教育，先后组织各学院相关专业教师开设文化类公共课和选修课共40余门课程，为学生提高自身的人文素养提供了宽阔的平台。制定出台课程思政的实施意见，着力发挥专业课程育人功能。组织开展最美国学古体诗大赛、中医端午游园、经典国学群颂、庆祝改革开放40周年"声韵悠长"朗诵音乐会、庆祝新中国成立70周年"我和我的祖国"师生歌咏比赛，毛泽东书法漫谈等系列活动，推动高雅艺术进校园，构建高品位、多层次、受益面广、影响力大、吸引力强的校园文化活动品牌体系，不断满足广大青年学生深层次、多元化的文化需求。

学校重视体育教育和体育活动，各类体育竞赛和群众性体育活动丰富多彩。制定实施"每天一小时校园体育实施方案"，2019年学校又投入1400余万元，将学校的室外体育场、道路修缮一新；建有荣篮球、羽毛球、乒乓球、形体训练、健身房、文艺演出等一体的大学生活动中心，为师生体育运动提供了良好条件。在教职工中开展青春健步行活动，在学生中倡导开展"走出教室、走出宿舍、走进操场"三走活动；成立足球、篮球、羽毛球、乒乓球等协会组织，定期开展丰富多彩的活动；每年组织举办大型春季运动会、冬季越野赛、广播体操比赛，定期组织教职工素质拓展活动，迎新杯篮球赛、足球赛等活动，不仅丰富了大学校园生活，同时也提高了师生的健康素质。

2019年6月，4名山东省大学生羽毛球锦标赛中获奖，10月在山东省"学校体协杯"大学生田径锦标赛和山东省学校健身气功比赛中获佳绩；2018年3月在烟台市第五届残疾人运动会取得了7金10银4铜的好成绩。

（3）加强学生教育管理，提升学生文明素养

宿舍文化教育。滨州医学院为进一步提升学校学生宿舍文化氛围，充分发挥学生宿舍文化育人功能。在全校开展"公寓的故事"主题系列文化教育活动。讲好宿舍故事，传播宿舍声音，弘扬时代旋律。通过开展宿舍主题文化系列活动，让学生积极参与宿舍环境育人、管理育人、服务育人和文化育人的全过程，深入探寻在宿舍内开展学生思想、文化教育的新途径，充分发挥宿舍文化育人功能。共分为文艺展演大赛、微电影大赛、征文大赛三个组别，文艺展演大赛以弘扬中华优秀传统文化、学校文化、宿舍文化为主线，通过舞蹈、演讲、朗诵、小品等表现形式进行展现；微电影大赛采用故事片或纪录片等微电影形式展现宿舍文化；征文大赛以幸福宿舍、平安宿舍、成长宿舍、奋斗宿舍、文化宿舍为主题，展现宿舍内青春活力和榜样力量。

学生宿舍作为高校育人的重要阵地和主要载体，滨州医学院努力构建平安和谐宿舍，维护公共秩序，助力宿舍管理，积极传递宿舍声音，弘扬主旋律，传播正能量，真诚讲述发生在身边的好人好事，共同创造温馨美好的家园。学校一直以来要求学生在宿舍里要利用业余时间，充分挖掘自身潜能，发挥聪明才智，紧密联系实际，激发创作兴趣，充分利用好宿舍第二课堂功能，刻苦学习，锐意进取，为自己的成长成才鼓劲加油。

第七章　个案启示视角下高校校园文化品牌建设总结

第一节　理论路径：基于研究框架的敷设与凝练

在研究过程中，我们形成了校园文化品牌建设的经验积累，即理论框架的构建与理论观点的凝练。理论框架的成形不仅对校园文化品牌建设的实践形成理论指导。而且，也经过实践检验形成校园文化品牌建设的理论建构的完善，这是研究的重要理论价值所在。而理论观点的凝练又是建立在理论框架的基础之上，形成了观点与框架的互动。

首先，我们在理论框架的建构上采取的是视角理论框架与发现理论框架双架构的模式。视角理论框架我们侧重的是"研究对象"的描述，尤其是对校园文化品牌的概念体系，内部构成元素的分类以及品牌特征的表述，我们力求形成理论建构与建设实践的一致。比如，我们此次研究的重要对象滨州医学院"三个校园"建设项目，在实践建设上以"仁爱校园、美丽校园、活力校园"为划分板块，并进行了建构元素的具体实践要点的细分，将"三个校园"建设内容细化为41项具体内容，这41项内容实际上就是"三个校园"文化品牌建构体系的元素构成，这在文化品牌建设实践上是具有创新意义的。发现理论框架我们侧重的是综合文献调研和实地调查研究，并对已有成果的文献进行分阶段史论考察，并在这个基础上进行了具体分析，建立起新的亟须解决问题的理论框架。这个新的理论框架与实践建设是相互呼应的，所以在具体的研究方法上我们注重实地调研和实际建设，以修正验证验证理论框架的科学性和正确性。

　　其次，我们建立的新的理论框架是什么呢？首先，这个理论框架的核心统领是我们研究的主要内容，即校园文化品牌的建设。接下来我们对应研究地核心赋予理论框架建构的承载，即滨州医学院"三个校园"建设工程。在研究核心和研究承载我们进行了逻辑架连，那就是"三个校园"与校园文化品牌建设的内在呼应和外在叠合。在这个过程中我们具体论述了"三个校园"与滨医文化以及校园文化品牌建设之间的逻辑关联，形成研究核心与研究承载的链接桥梁。之后，我们在"三个校园"的建构下结合41项具体的建设项目进行了校园文化品牌建设的理论梳理和实践总结，以此建构校园文化品牌建设的完整体系，并最后予以凝练提升和精炼总结。

　　而在整体的架构上我们采取的是总分总的研究模式，首先从总体上确立医学院校校园文化品牌建设的选题，然后对这一选题进行有效的承接，即"三个校园"建设。在细分策略上我们采用的是双套层的研究形态，先是将校园文化品牌体系分化为"仁爱校园、美丽校园、活力校园"，之后，再继续将"三个校园"的建设细化为41项具体工程项目，形成分层的双向度结构。在此基础上我们再进行收束总结，并于起篇的总体设置形成首位照应。

　　最后，在此基础上形成了校园文化品牌建设的理论建构，即以教育学为基础的学校发展理论；以文化学为基础的大学文化建设理论；以传播学为基础的品牌建构理论；以美学为基础的校园形象的建构理论。四者相互交叉形成校园文化品牌建设理论建构的基础，也成为i校园文化品牌建设理论建设的基本骨架。其中，教育层面的架构设计的核心关联着心理学理论的嵌入，主要着眼点为心理学家班图拉认为的行为和环境之间存在着相互作用、相互决定的过程，环境影响决定了那些潜在行为倾向可称为实际的行为，这一理论架构的视点也是"三个校园"文化品牌的理论的组成与实践的角度，在整个实践过程中我们遵循的事业环境建设与人本精神的两元互动，这是校园文化品牌理论建设的起点。文化层面的建构的核心是文化系统，这是解决校园文化建设问题的整体方案，包括理念识别系统、行为识别系统、视觉识别系统、环境文化规划系统。而滨州医学院"三个校园"建设项目的展开完全符合以上文化系统的确认和建构，包括校徽、校训的成熟都有着明确的指向，这些在前面章节中已有论述，在此不再重复。传播层面的建构在于品牌辨识度与差异性的双向组接，辨识度是文化品牌的传播形象建立的核心，也是品牌的重要特质，是衡量校园文化建设的重要标准；而差异性的标准与路径恰恰是品牌标准理论的重要构成，是衡量文化传播维度的重要指标，两者的相互应和实际上也是校园文化品牌基于传播视角的理论互动，对于与实践进向形成有效的互补也具有积极的意义。美学层面的理论建构在于艺术维度的审美层次和文化之美，具体而言还是体现为主观与客观、普遍性与特殊性、内容与形式的有机统一，这在一定程度上成为衡量"三个校园"审美维度的重要标准，也是校园文化品牌理论建构美学部分的主要内容构成，是对具体的实践建设的美学理论层面的有效规约。由教育、文化、传播、美学四个理论维度建构的内容体系成为校园文化品牌理论架构的基本构成，也形成了理论建构的基本框架，在具体的阐述过程中我们并没有单独列出章节进行详细的阐述，而是以此为理论视点，分布融嵌入"三个校园"具体的建设进程中。可以说，"三个校园"的具体建设是依据这一理论框架展开具体的项目建设，在建设过程中也遵循了理论指导的原则，并以实践探索印证了这一理论框架的合理性和适应性。所以说，这一理论总计实际上比单纯的理论列举更能够形成针对实践所产生的理论共鸣，并于具体的项目建设形成互振，这一研究探索也创新了以往的研究路径与策略，对校园文化品牌建设的理论构成进行了较有新意的探讨，可以作为同类型院校打造校园文化品牌的有益借鉴。

在此基础上，我们也形成了一系列建立在学理基础上的医学院校校园文化建设的理论观点：

一是校园文化品牌建设的核心是文化辨识度和特色区分度。文化辨识度不是突发奇想，而是需要建立在学校的历史文化和现实发展的基础之上所形成的个性文化；而特色区分度则是强调医学院校对于校园文化的定位的错位发展。医学文化源远流长，每一所医学院校的发展历史和区域文化积淀各不相同，这样的基础性条件前置让医学院校校园文化的特色区分度有了客观基础。

二是校园文化品牌建设的本体建构是以校园为范域圈定、以文化为主要载体，在此基础上形成的影响力和美誉度的集合。所以说，校园文化品牌不仅要有形，有外在形态的集群；同时也要有神，要有文化精神的注入。

三是校园文化品牌的建设需要与教育教学相融合。两者之间有着严密的逻辑关联，校园文化品牌的建设的根本目的在于提升教育教学质量，而教育教学又反过来影像校园文化品牌的建设。具体表现为一方面教育教学为校园文化品牌积累资源基础；另一方面，教育教学的影响力和美誉度又对校园文化品牌的打造形成积极影响。

第二节　实践路径：基于类型特色的思考与探索

一、分类型：校园文化品牌建设的理论设想

类型化是近年来商业营销和文艺创作领域兴起的专业名词。其中，类型是指包含由各特殊的事物或现象抽出来的共通点的抽象概念，具有共同特征的事物所形成的种类。这一概念约定了类型化的基本范畴和特征：一是类型的前提是特殊性欲普遍性的统一，即特殊的共同点。二是类型的主体化体现的是具有共同特征的实物，他们是规约在一个共同前提的范畴之内。

近年来，类型发展也纳入国家教育规划的统筹视野。《国家中长期教育改革和发展规划纲要（2010-2020年）》明确提出，要建立高效分类体系，实行分类管理，发挥政策指导和资源配置的作用，引导高校合理定位，克服同质化的倾向，形成各自的办学理念和风格。在这里，教育主管部门明确了在类型确认的前提下凸显办学特色的理念确认，引入校园文化品牌研究领域，类型化则主要是基于现实语境的思考。无可非议，学校的类型区分一直是学校发展的现实存在，但遗憾的是，在具体的校园文化品牌的建设指向上，却往往忽略了类型化的特征。尤其是文化品牌建设的顶

层设计，无法体现出鲜明的学校类型特色，文化品牌的价值体现也与师生自身的特色诉求产生偏差，所以，往往导致校园文化品牌建设缺乏差异性和辨别度，这归根结底在于校园文化品牌建设的类型化形成文化指向上的遮蔽。

　　所以，我们在研究中进行理论设想的同时特别介入分类型理念，并以此作为校园文化品牌建设的特色切入，在指导校园文化品牌建设的同时形成研究的创新点。就高等院校而言，滨州医学院属于典型的医学类专业院校。所以在具体的实践维度上应该体现本有的类型特征。所以，在顶层设计上，我们首先将医学类和专业性作为分类型考量的基点。医学文化的核心指向在中国传统文化的发展史上主要依托中医文化适当结合西医文化形成。就中国的医学院校而言，尤其是中医文化是整个医学文化的基础。其中，中医代表人物之一张仲景的医圣文化形成了具有一定影响力的文化指向，即：以"仁爱"为核心的传统美德，形成以"仁"为核心的职业道德。这与西方医学文化的博爱观也具有较好的概念叠合和内在审美的一致。

　　因此，滨州医学院"仁心妙术"的校训呈现出较好的类型专业性思考。妙术直接指向的是医学的专业性技术，这是实现医学文化抵达的重要载体。而仁心则直指医学文化的精神内核，仁爱之心也是医学技术的根本，也是悬壶济世的重要思想根基。由此而展开的关于医学文化建设的探讨便有了很好的理论设想的基础。

　　于是，滨州医学院在校园文化品牌的建设定位上首先考虑的是学校的类型化本体体征，归根结底还要体现学校的特色。巧合的是，学校校训"仁心妙术"与中国医学文化的"仁爱"核心思想不谋而合，而且，学校在改革发展过程中对仁爱文化也形成了实际行动的注解。其次要确认校园品牌建设的类型。滨州医学院是医学类专业院校，既于综合性大学不同，也与其他专业性院校有所区分。所以，滨州医学院校园文化品牌的建设从理论上需要确认自己的规范。一是不能贪大求全，样样兼具；二是要凸显专业特色，强化针对性和指向性；三是要之中品牌建设的辨识度，与学校发展的主体战略相吻合。最后，要考虑品牌类型的整体统筹。依据分类型建设的理论设想，在实际操作上我们也对校园文化进行了类型划分，将校园文化形成"仁爱、美丽、活力"三个方面进行。仁爱对应的是学校的医学类型特色；美丽对应的是学校气质类型特点；活动凸显的是学校的成长阶段特点，并吻合大学生的成长特质。

　　而涉及文化品牌的类型确认，在品牌类型的理论建设上至今也没有形成统一的理性指认。目前，比较主流的、公认的品牌类型的划分有两个主要观点：第一个是汤姆·布拉凯特在《品牌与品牌建构》一书中，从品牌建构的角度将品牌类型分为企业品牌和服务品牌两种类型。依据这一品牌类型理论的划分，滨州医学院的校园文化品牌类型非常简单，是典型的服务性品牌。既然归属在服务性的范畴之内，那么就需要着重考量品牌的应用普适性和价值体现的针对性，最关键的是要体现社会效益而不是经济效益，其直接的指向应该是"文化育人、文化化人"。第二个观点是让·诺尔·卡菲勒从品牌的战略设计模式出发，把品牌战略种类分为六大类型：产品品牌、系列品牌、范围品牌、企业总品牌、原品牌、企业赞助品牌。依据这一品牌类型的划分，滨州医学院校园文化品牌的则是典型的原品牌。其更多的是强调原创性，是基于学校自身的发展所呈现的具有针对性的品牌思考。这样的属性划分决定了滨州医学院在文化品牌的建设上没有可模仿的路径借鉴遵循，而是需要基于自身的文化状态和文化特点形成具有一定创新性的文化建设策略，进而集成为具有一定辨识度和差异性的品牌。

　　基于以上探索，不难明晰滨州医学院品牌类型化建设的理论构想主要由服务性和原创性两大特色属性交叠而成，并构成滨州医学院校园文化品牌建设的理论性预设，并确认了滨州医学院校园文化品牌建设的类型特点，在具体的建设上也形成了可供遵循的类型准则：一是公益性，品牌价值的体现不是经济效益，而是以教育为主题指向的社会效益，教育的发展规律决定了校园文化品牌不能够急功近利，需要以没有商业利益的社会效益作为品牌主导；二是长期性，品牌效益和价值的体现不可能短期内凸显，而是需要一定周期的成长和壮大，同时，品牌效应的后期延展性也需要品牌建设在类型坚持上需要着眼于一定周期的长远性考量，要注重品牌建构面对发展态势改变的可适应性；三是非复制性，无论是品牌培育还是品牌生成，都要凸显原生态特征，着力于原创性打造和创新性发展，而不是模仿、复制的应景之作，在品牌类型维度上也要体现出一定的引领性和示范性；四是可区分性，要在品牌的特征建构上形成别具风格的标识辨认和文化创新，而不是基于类型而形成具有一致性和雷同性的元素构成，最终形成具有可识别性的具有较为深刻认知度的品牌形象。

二、特色化：校园文化品牌建设的有效路径

特色，是指事物所表现出来的独特的色彩与风格。而对应到校园文化品牌建设的特色上来，则需要从以下几个方面进行理解：一是着眼于学校的历史发展，校园文化伴随着时代的发展而变迁并呈现出不同阶段的风貌，在差异化的变化中一些文化元素稳定成一定的文化精神特质，这是构成校园文化品牌特色的基本雏形。二是在办学中经过多个办学阶段形成的比较稳定的办学理念是大学文化特色的引领标准，大学理念直接影响学校的发展方向，在改革发展中会潜移默化形成一些符合自身实际情况的办学特点，这是构成校园文化品牌特色的核心意旨。三是学校师生发展的言行举止以及所产生的社会影响，会在一定程度上实现公众认知的集中固化，这些是构成校园文化品牌特色的重要元素。

近年来，特色化发展也成为教育主管部门引导学校办学的重要政策指向，《国家中长期教育改革和发展规划纲要（2010-2020年）》在第二部分发展任务第七章高等教育里鲜明提出，要结构优化办出特色高校。这一意见的提出实际上也指出了高校特色化发展的路径，成为高校特色化发展的政策指针。当然，高校的特色化发展也包括文化建设的特色化，没有特色的文化也不会是一所高校的所归属的文化，于是，特色化也成为当前校园文化品牌建设的必要遵循和有效路径。文化的特色化确认是品牌的区分性和辨识度实现的基础，没有特色便不会有差异性，没有差异性也就无法实现有效的辨识度，它们之间的关系是辩证统一的。所以，要实现校园文化

建设的品牌化，先要实现校园文化建设的特色化，没有特色化的文化也就无所谓特色品牌。

当然，校园文化建设的特色化不是简单的标新立异，而是需要一定的现实基础和历史依据，要基于学校所面临的发展形势以及长时间的历史积淀所形成的发展特质，在此基础上进行全面的特色化理解和现实实践演进。第一，校园文化建设的特色要根植丰厚的历史积淀。一所学校的历史是学校特色化发展无法规避的基础现实，否定与忽略学校历史也便是模糊了学校特色化发展的方向。所以，学校的特色要从历史积淀中发展探寻稳定的构成并能够形成一定形式的内在和外在的文化映显。这样的特色化会更接地气，更具有历史文化的指向性。第二，学校特色化发展还要根据当前的发展形势进行创造性转化与创新性发展。一个时代有一个时代的语境，一代人也有一代人的文化追求。要处理好学校特色化发展的问题，必须要处理好历史性与当下性的协调问题。尊重历史不代表局限在历史的积淀里故步自封、自满自足，而是需要建立在历史的基础上登高看远，结合当下时代要求以及师生的新诉求，对历史文化的积淀进行创新转换和创造发展。要根据新时代的要求确立自己的发展形态和道路特点，这是学校文化建设发展的应有之义。第三，学校特色化发展要具有可持续性视野，不能着眼于眼前的快餐式成绩取得，文化建设的快速化虽然能够在短期内立竿见影地形成一定的特色效应，但是经过一段时间的沉淀便会像昙花一现，过眼烟云，既经不起时间的检验，也无法适应不断更新的发展态势，不能够直面不断发展的未来走势，这样的特色化显然是无法形成真正的个性意义和价值确认，最终，不能够形成特色文化的沁润进而对学校发展形成持续性的强有力的支撑。

综上论述，不难发现，学校特色化发展是一个系统的过程，是历史、当下与未来的完整链接和系统阐述，历史文化的积淀是特色化生成的基础，也是特色化凝练的重要来源；当下发展是特色化生成的时代指向，也是特色化发展成熟的标志；未来走向是特色化发展的前瞻预判，也是验证特色化文化建设的重要参照。所以，以时间纵轴形成的时域性流线建构出特色文化打造的轨迹，于是，校园品牌的打造要实现特色化的价值确认，必须要处理好三者之间的关系，才能够形成内在的有机链接和外在的有效契合。

那么，特色化对校园文化品牌的建设能够实现怎样的效应以及发挥怎样的作用，这是需要论述的基本前提。

首先，特色化是校园文化品牌建设的基本前提，品牌价值的核心元素是辨识度和影响力，如果没有特色化元素的加持，根本无法在激烈的竞争中形成自己的个性，自然也无法形成强劲的竞争力。只有特色元素的注入，校园文化品牌的建构才有现实基础和实践意义。而且，特色化的影响不仅仅在于文化表征的个性映显，而且还会通过潜移默化的沁润影响师生的言行举止，进而对教学、科研等方面工作产生作用，形成具有特色的工作方式。所以说，特色化对于学校发展的影响是方方面面的，自然，校园文化品牌的建设也不可能离开特色化的命题。

其次，特色化是延伸品牌效应的必要路径。众所周知，品牌延伸是品牌效应发挥的重要部分，要持续放大品牌效应，那么就要有与众不同的建构策略和战略基础。与其他正经产品实现有效区分是品牌后续影响力加强不可忽略的路径。在前面我们已经论述过，当前，学校的校园文化品牌建设有一个重要的问题就是不注重对后期品牌效应的延伸开发，基本上建设完毕即品牌校园的发挥也宣告结束。既缺乏可持续延展，也缺少前瞻性预判。所以，后期品牌效应的开发对于校园文化的可持续健康发展至关重要，通过已有文化成果的建设持续开发相关的衍生品既能够最大限度地节约文化建设的成本，也可以拓展校园文化品牌的影响范域和关注圈层，能够持续放大校园文化品牌的影响力，这也是校园文化建设的集约路径。后续品牌的开发不是全面开发，而是还需要重点层面的筛选，以吻合校园文化品牌的主题意旨。所以，品牌的后续开发也是文化特色化建构的持续，如果一所高校对这一理念和内涵的认知模糊，很难想象这所高校在品牌建构中能够实现良好怎样的传播效果和价值维度。这也是当前诸多高校尤其是医学院校在特色化文化的建构上需要重点考量的问题，没有特色就不会有文化，文化建设的根本还是在于符合自身实际情况的特色价值确立，这是一所学校无法在那个阶段发展都无法规避的重要命题。所以说，特色化路径是品牌建构的必然选择。

再次，特色化是校园文化凝练的重要准则。任何一所学校的文化都不可能只有单一的元素构成，由此而形成的文化形态也是多元共存。但是，文化品牌的建构需要集中性，不可能面面俱到，全面发力。这就需要对相应的文化资源进行有效筛选，并进行深入强化，形成富有冲击力和印象度的文化聚合，进而形成文化品牌。但是，筛选不是任意为之，杂乱而无章法，而是需要根据学校的实际情况和发展的重点进行一定标准和准则的遴选，而特色化的基础便是在有效元素的已有构成上进行有具体旨归的删减和凝练。而这样由恰好与筛选的本质形成具有较高契合度的文化印合，于是也可以在具体的文化元素确认上能够形成符合文化集中度的有效选择。所以说，特色化能够为品牌的凝练发挥先期的筛选作用，最终为品牌的生成逻辑产生积极意义。

后 记

　　2017年，滨州医学院"三个校园"建设正式启动；2018年，"三个校园"获批山东省高校思想政治工作十大建设计划创新重点项目；2019年，《校园文化品牌建设新视野—以滨州医学院"三个校园"建设为视角》开始撰写。三年间弹指一挥，留下的却不是匆匆烟尘，而是可以沁润滨州医学院发展的校园文化瑰宝。

　　20余万字的书稿撰写下来并不容易，尤其是在还要肩负其他工作的同时，让深入系统的思考也略显艰难。但是，滨州医学院一直以来的传统便是"有困难，想办法，办法总比困难多"。最终，这本书还是在不断"想办法"的过程中得以完成出版。当然，值得欣慰的不仅仅是书稿的完成，更可贵的是在"三个校园"建设的过程中和书稿的完成中，校党委、校行政的关心力度之强、支持力度之大都是非常鼓舞人心的；而滨州医学院全校上下齐心协力，各部门、单位、学院全体动员，分头实施，协同联动，用滨医人特有的团结和激情描摹了一幅动人心魄、激扬奋进的校园文化品牌建设画卷，谱写了新时代滨医人打造文化品牌的恢宏赞歌。可以说，没有校领导班子的坚强领导，没有滨州医学院各部门、单位、学院的共同努力，无论是"三个校园"的建设还是书稿的成篇都是无法实现的。这是一笔难得的宝贵财富！

　　在这里，还要特别感谢中共山东省委教育工委，以踏踏实实的态度深入学习贯彻习近平新时代中国特色社会主义思想和党的十九大精神，全面贯彻全国、全省高校思想政治工作会议精神，认真落实省委、省政府《关于加强和改进新形势下高校思想政治工作的实施意见》的一项重要举措，组织开展全省高校思想政治工作十大建设计划创新重点项目评选和建设，使得滨州医学院"三个校园"建设得以入围，并获得建设资助，为"'三个校园'的建设和书稿的出版提供了坚实的经费保障"。

在此也衷心感谢滨州医学院党委宣传部勇于担当，作为牵头部门，率先作为，积极行动，为校园文化品牌建设成果的呈现贡献了巨大的力量，全体宣传同人的付出也让滨州医学院的文化成果盛放得更为美丽动人。在成书的过程中，滨州医学院宣传人在本身就承担着巨大突发性强、繁杂化重的工作任务以外，用个人的假期和休息时间奋笔疾书，为本书的撰写和出版提供了坚实的人力资源保障和智力支持。

在此还要真诚感谢新华出版社编辑的认真负责，为书稿的排版、编辑、校对付出了艰辛的努力，以精湛的专业技能和渊博的出版学识为本书的顺利出版保驾护航，付出了辛勤劳动。

文化是一个永恒的概念，品牌是一个持久传播的标识。所以，滨州医学院校园文化品牌建设有的只是阶段成果，却不会有最终的结篇。因为，文化建设永远在路上。生生不息、不断前进是我们致力于文化建设的座右铭，以此与业界同好共勉，激励共进！

编者

2020 年 6 月 10 日